Ramjan Shaik

Farmacocinética Populacional da Fenitoína em Pacientes Epilépticos

Ramjan Shaik

Farmacocinética Populacional da Fenitoína em Pacientes Epilépticos

ScienciaScripts

Imprint

Any brand names and product names mentioned in this book are subject to trademark, brand or patent protection and are trademarks or registered trademarks of their respective holders. The use of brand names, product names, common names, trade names, product descriptions etc. even without a particular marking in this work is in no way to be construed to mean that such names may be regarded as unrestricted in respect of trademark and brand protection legislation and could thus be used by anyone.

Cover image: www.ingimage.com

This book is a translation from the original published under ISBN 978-3-8443-2308-5.

Publisher:
Sciencia Scripts
is a trademark of
Dodo Books Indian Ocean Ltd. and OmniScriptum S.R.L publishing group

120 High Road, East Finchley, London, N2 9ED, United Kingdom
Str. Armeneasca 28/1, office 1, Chisinau MD-2012, Republic of Moldova, Europe
Printed at: see last page
ISBN: 978-620-2-96619-1

AGRADECIMENTOS

Gostaria de deixar registado o meu profundo agradecimento a muitas pessoas pelo seu constante apoio e encorajamento.

No início, gostaria de expressar o meu profundo sentimento de gratidão e de coração graças ao meu mentor **Dr. Shobha Rani R Hiremath,** Prof. O seu encorajamento, sugestões valiosas, conselhos oportunos e um optimismo eterno têm sido uma fonte de força constante para mim. Agradeço-lhe pela liberdade de pensamento & expressão concedida e pela sua confiança, que me foi generosamente concedida. Quem, com os seus cuidados maternais, afecto e atitude de "não se preocupem que eu esteja lá", fez com que esta tarefa onerosa de M. Pharm parecesse muito fácil.

Desejo expressar a minha profunda gratidão ao **Prof. B.G. Shivananda**, Director, Al-Ameen College of Pharmacy, Bangalore, por proporcionar excelentes instalações de investigação, apoio e encorajamento constantes necessários ou por realizar trabalhos de investigação...

Manifesto a minha profunda gratidão à **Dra. Sr. Teresita**, superintendente médica do Hospital St. Martha's Bangalore por me ter permitido realizar este estudo no Hospital St. Martha's

Agradeço sinceramente aos meus co-guias **Dr. Nalini Pais**, Chefe, Departamento de Medicina, Asst. Superintendente Médico, **Dr. Usha H.N.** Pediatra Sénior, Hospital St. Martha's, Bangalore pelo excelente apoio e constante encorajamento ao longo do estudo.

O meu agradecimento especial à **Dra. Nalini Pais** pela sua paciência ilimitada, sugestões valiosas, conselhos oportunos e um otimismo imortal.

Quero agradecer a todos os médicos, especialmente ao **Dr. Rajeev, Dr. Sunil, e ao Dr. Amar, pessoal de enfermagem, Antony Joseph** Medical Records Officer do Hospital St. Martha's pela sua cooperação, e apoio durante o estudo, que ajudaram na inscrição dos pacientes e na recolha de amostras.

Estou também grato ao Dr. Geetanjali, Chefe, Banco de Sangue e Laboratório, Hospital St. Martha's por me ter permitido utilizar instalações laboratoriais.

Manifesto sinceramente a minha gratidão ao **Dr. Noor Zahra, Dr. Sanjay Pai, Dra. Sarsija Suresh, Dr. Kusum Devi** (HOD's de vários departamentos do Al-Ameen College of Pharmacy) pela liberdade dada e de trabalhar com os instrumentos analíticos.

Tenho imenso prazer em agradecer ao **Dr. Venugopal Reddy**, a nossa querida ex-professora, a **Sra. Geeta Pradeep**, ex-Conferencista e o **Sr. Samson P. George** pelos seus conselhos oportunos e conversas provocadoras de pensamento.

Quero também agradecer ao **Sr. Jaiprakash Vastrad**, Asst.Prof, **Sr. Kiran Nagaraju**, Conferencista, **Sra. Vanaja** pela ajuda que me prestaram durante o estudo.

Estou profundamente grato ao **Prof. S.D. Rajendran**, Departamento de Prática Farmacêutica, Ooty pela sua ajuda oportuna no fornecimento da amostra de Phenobarbitone e ajuda na análise dos dados.

Estou muito grato ao **Dr. Hemanth Joshi**, Laboratório da Dra. Reddy, por ter fornecido a amostra de Fenitoína.

Estou também grato ao **Sr. Gopalan S Magdum**, Analista Governamental, Laboratório de Testes de Drogas, Bangalore, por me permitir o uso de HPLC.

Gostaria de expressar a minha sincera gratidão ao **Sr. Surulivel Rajan** pela ajuda oportuna na análise dos dados.

Estou muito grato ao **Sr. Shanth Kumar**, Research Scholar e ao **Sr. Vivek Yadav**, Research scholar, **Sra. Roopa Pai**, Research Scholar, pelos seus conselhos e ajuda durante a análise de amostras de sangue.

Nunca poderei esquecer o amor e afecto que me foi concedido pelos meus respeitados seniores, colegas e amados juniores **Jagpreet, Rajib, Sawanth, Tathagat, Asha, Sunil, Jyothi, Reeba, Sabina, Mahantesh, Leena, Soumya, Tanisha, Imran, Imtiyaz, Mahvash, Seema, John, Forkrul, Amit, Baqhar** que me apoiaram e ofereceram ajuda sempre que necessário.

Agradeço à **Sra. Sabiha Banu** por ter fornecido atempadamente os produtos químicos necessários.

Quero também agradecer à **Sra. Jayamma, Sra. Sujatha**, pessoal não docente do nosso departamento por me ajudarem no meu dia-a-dia de trabalho.

Estou muito grato ao **Sr. Pathan Subhani** e à família por me apoiarem nos meus estudos

Desejo expressar a minha gratidão do fundo do coração ao **Sr. Arvind Kukke e à sua família** pelo seu apoio que nunca poderei esquecer. Obrigado **"Arvind ji"**.

Uma palavra de agradecimento a toda a minha família sem cujo constante apoio, encorajamento, bênçãos e amor esta tarefa era impossível. Aproveito esta oportunidade para expressar a minha gratidão e amor do fundo do meu coração.

Acima de tudo **"Obrigado" ao Todo-Poderoso**, que me deu a força e a oportunidade de trabalhar arduamente para o sucesso.

Por último, dedico este trabalho à minha **"Família"** especialmente ao meu médico **"RUHI ANJUM"**.

Ramjan Shaik

ÍNDICE

LISTA DE TABELAS

Sl. Não.	Descrição
1	Classificação dos doentes em função do sexo
2	Divisão dos pacientes com base na sua idade
3	Divisão dos pacientes com base na sua história passada
4	Divisão dos pacientes com base nas suas condições co-mórbidas
5	Divisão de pacientes com base na via de administração
6	Divisão dos pacientes com base na frequência de administração
7	Divisão dos pacientes com base na dose de carga
8	Tabela que mostra as concentrações de soro e valores de área
9	Concentrações séricas de Phenytoin Vs tempo em terapia oral
10	Concentrações séricas de Phenytoin Vs tempo em infusão IV
11	Programa NONMEM executado para os dados orais de 10 pacientes
12	Resultado dado pelo programa que dá o valor da CL & Vd em relação ao sexo e idade

LISTA DE NÚMEROS

Sl. Não.	Descrição
1	Género vs Número de doentes
2	Grupo etário vs Número de pacientes
3	História passada vs Número de doentes
4	Condições co-mórbidas vs Número de pacientes
5	Via de administração vs Número de pacientes
6	Frequência da administração vs Número de pacientes
7	Dose de carregamento vs Número de pacientes
8	Gráfico padrão de concentrações versus área
9	Os cromatogramas representativos que indicam a concentração sérica usando HPLC

LISTA DE ABREVIATURAS UTILIZADAS

Abreviatura	Expansão
B.D	Duas vezes no mesmo dia
CL	Autorização
CNS	Sistema Nervoso Central
DM	Diabetes Mellitus
HPLC	Cromatografia Líquida de Alto Desempenho
HTN	Hipertensão arterial
IV	Intravenoso
mcg/ml	Micrograma por milli litro
NÃOMEM	Modelação Mista Não Linear
ng/ml	Nanograma por milli litro
O.D	Uma vez por dia
T.I.D	Três num dia
Vd	Volume de distribuição

INTRODUÇÃO

A epilepsia é um distúrbio cerebral em que grupos de células nervosas, ou neurónios, no cérebro sinalizam por vezes de forma anormal. Na epilepsia, o padrão normal de actividade neuronal torna-se perturbado, causando sensações, emoções e comportamento estranhos ou, por vezes, convulsões, espasmos musculares, e perda de consciência. A epilepsia é uma desordem com muitas causas possíveis. Qualquer coisa que perturbe o padrão normal da actividade neuronal - desde doença a danos cerebrais ao desenvolvimento anormal do cérebro - pode levar a convulsões. [1] Uma convulsão é geralmente definida como uma alteração súbita do comportamento devido a uma alteração temporária do funcionamento eléctrico do cérebro, em particular da borda exterior do cérebro chamada córtex. [2] Na maioria dos estudos, a incidência global de epilepsia (excluindo convulsões febris e convulsões únicas) nas sociedades desenvolvidas foi encontrada em cerca de 50 casos por 100.000 pessoas por ano (com um intervalo de 40-70/100.000/ano). [3-6] Os números relativos aos países em desenvolvimento são geralmente mais elevados, na ordem dos 100-190/100,000/ano. [7] As razões para tal não são inteiramente claras, mas foram feitas sugestões de que tal se deve à privação social. [8] Curiosamente, dados recentes sugerem que as pessoas de meios socioeconómicos desfavorecidos nos países desenvolvidos são mais propensos a desenvolver epilepsia. [9]

O número habitual de prevalência citado é de cerca de 5-10 casos por 1000 pessoas, excluindo convulsões febris, convulsões únicas e casos inactivos3-6; este parece ser o caso independente da localização. A prevalência de convulsões ao longo da vida (o risco de ter uma convulsão epiléptica não febril em algum momento de uma vida média) é entre 2 e 5%. Da diferença entre a prevalência ao longo da vida e a prevalência de epilepsia activa, é óbvio que na maioria dos doentes que desenvolvem epilepsia, ou a doença é transmitida ou o doente morre. Em estudos comunitários recentes, foi demonstrado que para a maioria dos doentes a epilepsia tem uma vida relativamente curta: mais de dois terços entram em remissão a longo prazo e uma vez que a remissão ocorreu, as recidivas subsequentes são pouco comuns. O curso da doença nos seus primeiros anos é um importante preditor de prognóstico; quanto mais tempo a epilepsia permanecer activa, mais pobre será o prognóstico a longo prazo. A incidência acumulada de crises febris - o risco de ter uma crise febris antes dos 5 anos de idade é de cerca de 5%. As crises febris representam uma proporção substancial de crises em crianças com menos de cinco anos de idade.

Etologia

As convulsões epilépticas são produzidas por descargas anormais de neurónios que podem ser causadas por qualquer processo patológico que afecta o cérebro. Numa proporção significativa de casos, contudo, nenhuma causa pode ser determinada; estes são conhecidos como epilepsia idiopática ou criptogénica. A explicação possível para a epilepsia idiopática inclui ainda anomalias metabólicas ou bioquímicas inexplicáveis e lesões microscópicas no cérebro resultantes de traumatismos cerebrais durante o nascimento ou outras lesões. O termo epilepsia sintomática indica que foi identificada uma causa provável.

A etiologia provável da epilepsia depende da idade do paciente e do tipo de convulsões, sendo a causa mais comum em bebés jovens a hipoxia ou asfixia congénita, traumas intracranianos durante o nascimento, perturbações metabólicas, malformações congénitas do cérebro ou infecção. Em crianças pequenas e adolescentes, as convulsões idiopáticas são responsáveis pela maioria das epilepsia, embora o trauma e a infecção também desempenhem um papel importante. Nesta faixa etária, particularmente em crianças entre 6 meses e 5 anos, as convulsões podem ocorrer em associação com doenças febris. A gama de causas de epilepsia de adultos é muito ampla. Tanto a epilepsia idiopática como a epilepsia devida a traumatismos congénitos podem também começar no início da vida adulta. Outras causas importantes são lesões da cabeça, abuso de álcool, tumores cerebrais e doenças cerebrovasculares.

Distinguem-se das causas de uma tendência contínua para as apreensões, os factores que podem precipitá-la. Os factores precipitantes incluem a retirada de drogas antiepilépticas, a retirada de drogas sedativas, antidepressivos tricíclicos, inibidores da monoamina oxidase, fenotiazina, álcool e convulsões febris em febre. As epilepses induzidas por sensores ou reflexos são os exemplos mais requintados de convulsões induzidas por estímulos ambientais específicos. Os estímulos visuais, auditivos, somáticos, olfactivos, gustativos e viscerais podem precipitar tais convulsões. Os tipos incluem a epilepsia fotossensível, epilepsia televisiva, epilepsia de leitura e alimentação, musicogénica.

Na epilepsia há uma descarga hipersíncrona rítmica e repetitiva de neurónios localizados numa área do córtex cerebral ou generalizada em todo o córtex e que pode ser observada num electroencefalograma (EEG). Um pequeno impulso eléctrico é descarregado pelos neurónios para libertar neurotransmissores a níveis sinápticos para comunicarem uns com os outros. A descarga de neurónios pode excitar ou inibir neurónios, enquanto que um neurónio inibido não o fará. Desta forma, a informação é transmitida, transmitida e processada através do sistema nervoso central.
A convulsão epiléptica é desencadeada quando toda uma população de neurónios descarrega de forma síncrona de forma anormal. Esta descarga anormal pode permanecer localizada ou pode alastrar a áreas adjacentes, recrutando mais neurónios à medida que se expande. Pode também

generalizar-se por todo o cérebro através de vias corticais e sub-corticais. A área de onde a descarga anormal tem origem é conhecida como o foco epiléptico. A convulsão pode resultar de uma redução do sistema neurotransmissor inibitório mediado pelo glutamato e aspartato.

O tipo de medicamento utilizado para a epilepsia depende da natureza empírica da convulsão. Os erros no diagnóstico da convulsão causam o uso de drogas erradas, e um ciclo desagradável assegura um controlo deficiente da convulsão, seguido de um aumento das doses de drogas e da toxicidade da medicação. As apreensões são divididas em dois grupos; parcial e generalizada. As drogas usadas para apreensões parciais são mais ou menos as mesmas para todo o grupo, mas as drogas usadas para apreensões generalizadas são determinadas pelo tipo de apreensão individual.

É apresentado um resumo da classificação internacional das crises epilépticas.

Classificação das crises epilépticas de acordo com o tipo clínico

I. Apreensões parciais (focais, locais)
    A. Apreensões parciais simples (consciência não afectada)
        1. com sintomas motores
        2. com sintomas somatossensoriais ou sensoriais especiais (alucinações simples, tais como formigueiros, flashes de luz, zumbidos).
        3. com sintomas ou sinais autonómicos (por exemplo, sensação epigástrica, palidez, sudação, ruborização, piloerecção e dilatação papilar)
        4. com sintomas psíquicos (perturbação da função cerebral superior - por exemplo, medo, distorção da percepção do tempo)
    B. Apreensões parciais complexas (deterioração da consciência e frequentemente automatismos)
        1. com um simples início parcial seguido de uma diminuição da consciência
        2. com perda de consciência no início
    C. Apreensões parciais evoluindo para apreensões secundárias generalizadas (por exemplo, apreensões tónicas- clónicas generalizadas)
        1. simples apreensões parciais evoluindo para apreensões generalizadas
        2. apreensões parciais complexas evoluindo para apreensões generalizadas
        3. simples apreensões parciais evoluindo para apreensões parciais complexas e evoluindo ainda mais para apreensões generalizadas

II. Convulsões generalizadas (perturbações da consciência por si só ou com componentes clónicos, atónicos ou tónicos ligeiros e automatismos)

APREENSÕES PARCIAIS

Os ataques parciais são aqueles em que um ataque localizado pode ser constatado, quer por observação clínica, quer por registo electroencefalográfico; o ataque começa no locus específico do cérebro. Existem três tipos de ataques parciais, determinados até certo ponto pelo grau de envolvimento do cérebro pela descarga anormal.

A convulsão parcial menos complicada é a **convulsão parcial simples**, caracterizada por uma difusão mínima da descarga anormal, de tal forma que a consciência e consciência normal são preservadas. O paciente está completamente consciente do ataque e pode descrever detalhadamente o mesmo. O EEG pode mostrar uma descarga anormal altamente localizada na porção envolvida do cérebro.

A **complexa apreensão parcial** também tem um início localizado, mas a descarga torna-se mais generalizada (geralmente bilateral) e quase sempre envolve o sistema límbico. A maioria das apreensões parciais complexas surgem a partir de um dos lóbulos temporais. Clinicamente, o paciente pode ter um breve aviso seguido de uma alteração da consciência durante a qual alguns pacientes podem ficar a olhar e outros podem cambalear ou mesmo cair. A maioria, contudo, demonstra fragmentos de comportamento motor integrado chamados automatismos, para os quais o paciente não tem memória. Os automatismos típicos são bater nos lábios, engolir, fumegar, arranhar, ou mesmo andar por aí. Após 30- 120 segundos, o paciente recupera gradualmente a consciência normal, mas pode sentir-se cansado até várias horas após o ataque.

O último tipo de apreensão parcial é o **ataque secundário generalizado,** em que uma apreensão parcial precede imediatamente uma apreensão tónico-clónica generalizada.

APREENSÕES GENERALIZADAS

As apreensões generalizadas são aquelas em que não há indícios de um início localizado. O grupo é bastante heterogéneo.

As crises **tónico-clónicas generalizadas (Grand mal)** são as mais dramáticas de todas as crises epilépticas e caracterizam-se pela rigidez tónica de todas as extremidades, seguidas em 15-30 segundos por um tremor que é na realidade uma interrupção do tónus por relaxamento. À medida que as fases de relaxamento se tornam mais longas, o ataque entra na fase clónica, com um tremor maciço do corpo. A sacudidela clónica abranda durante 60-120 segundos, e o paciente é geralmente deixado num estado estuporoso. A língua ou bochecha pode ser mordida, e a incontinência urinária é comum. As convulsões tónico-clónicas primárias generalizadas são precedidas por outro tipo de convulsão, geralmente uma convulsão parcial.

A **ausência (petit mal)** é caracterizada por um início súbito e uma cessação abrupta. A sua duração é inferior a 10 segundos e raramente superior a 45 segundos. A consciência é alterada; o ataque também pode ser associado e raramente mais do que 45 segundos. A consciência é alterada; o ataque também pode estar associado a um ligeiro abanão das pálpebras ou extremidades, com alterações de tom postural, fenómenos automáticos, e automatismos. Os ataques de ausência começam na infância ou adolescência e podem ocorrer até centenas de vezes por dia. Os pacientes com ausência atípica têm convulsões com alterações posturais mais abruptas, e tais pacientes são frequentemente retardados mentalmente e as convulsões podem ser refratárias à terapia.

A **sacudidela mioclónica** é vista, em maior ou menor grau, numa grande variedade de convulsões, incluindo convulsões tónico-clónicas generalizadas, convulsões parciais, convulsões de ausência e espasmos infantis. Alguns pacientes, no entanto, têm a sacudidela mioclónica como o tipo de convulsão principal e alguns têm a sacudidela mioclónica frequente como o tipo de convulsão principal e alguns têm a sacudidela mioclónica frequente e as ocasionais convulsões tónico-clónicas generalizadas.

As **convulsões atónicas** são aquelas em que o paciente tem uma perda súbita do tom postural. Se estiver de pé, o paciente cai subitamente no chão e pode ficar ferido. Se sentado, a cabeça e o tronco podem cair subitamente.

Os **espasmos infantis** são uma síndrome epiléptica e não um tipo de convulsão. Os ataques, embora por vezes fragmentados, são na maioria das vezes bilaterais e são incluídos para fins pragmáticos com as convulsões generalizadas. Estes ataques são na maioria das vezes caracterizados clinicamente por breves e recorrentes ataques mioclónicos do corpo com súbita flexão ou extensão do corpo e membros. Noventa por cento dos doentes afectados têm o seu primeiro ataque antes da idade de 1 ano. A maioria dos pacientes é mentalmente retardada, presumivelmente da mesma causa que os espasmos.

TERAPIA COM MEDICAMENTOS ANTIEPILÉPTICOS

A terapia visa controlar as apreensões usando um medicamento na dose mais baixa possível e causando o menor número possível de efeitos secundários. Os medicamentos anti-epilépticos estabelecidos constituem a base do tratamento. O melhor medicamento para um determinado tipo de convulsão é seleccionado e administrado numa dose suficientemente elevada para trazer a concentração do fármaco plasmático para uma gama alvo sem efeitos secundários inaceitáveis. O objectivo deve ser a restauração da vida normal através do controlo completo das convulsões com o uso de um fármaco simples que não tenha efeitos secundários.

Em cerca de 30% dos doentes com epilepsia, as convulsões são refractárias ao tratamento com um único medicamento antiepiléptico. Para pacientes com convulsões parciais ou tónico-clónicas, a maioria dos especialistas utiliza dois dos três medicamentos de primeira linha - nomeadamente carbamazepina, ácido valpróico, e fenitoína para terapia de combinação, embora os seus mecanismos de acção se sobreponham. Muitos pacientes recebem tratamento com três ou mais medicamentos antiepilépticos, embora poucos sejam libertados de convulsões por esta abordagem. A probabilidade do sistema nervoso central e outros efeitos tóxicos aumenta com o número de fármacos prescritos. É importante equilibrar a adequação do controlo das convulsões com a qualidade de vida. Pouco se perde reduzindo gradualmente o número de fármacos e simplificando os horários das doses, e paradoxalmente, esta abordagem reduz frequentemente a frequência das apreensões. [10] Os medicamentos anti-epilépticos "tradicionais" geralmente disponíveis são Carbamazepina, Etosuximida, Fenobarbitona, Fenitoína, Primidona, e Ácido Valpróico.

Entre esta classe de medicamentos antiepilépticos, a fenitoína é uma das mais antigas e mais amplamente utilizadas tanto na população adulta como na pediátrica. A fenitoína tem efeitos em vários sistemas fisiológicos. Altera a condutância Na+, K+ e Ca2+, os potenciais de membrana e as concentrações de aminoácidos e neurotransmissores, nem de epinefrina, acetilcolina, e ácido gama-amino butírico (GABA). A fenitoína suprime as convulsões, reduzindo a propagação do processo de convulsões de um foco epiléptico activo e anormalmente disparado para o tecido cerebral normal adjacente. Não tem efeitos aparentes sobre o limiar de convulsões. O principal mecanismo de acção anticonvulsiva da fenitoína no tecido excitável envolve uma diminuição do afluxo de sódio aos neurónios, que por sua vez resulta numa diminuição das concentrações intracelulares tanto de sódio como de cálcio, cujo efeito líquido é um bloqueio da libertação de neurotransmissores. A fenitoína parece ter um efeito estabilizador em todas as membranas neuronais e provavelmente também em todas as membranas excitáveis e não excitáveis. Em concentrações elevadas, a fenitoína também inibe a libertação de serotonina e nem epinefrina, promove a absorção de dopamina, e inibe a actividade da monoamina oxidase. A droga interage com os lípidos da membrana; esta ligação pode promover a estabilização da membrana. Além disso, a fenitoína paradoxalmente causa excitação em alguns neurónios cerebrais. Uma redução da permeabilidade do cálcio, com inibição do influxo de cálcio através da membrana celular, pode explicar a capacidade da fenitoína de inibir uma variedade de processos secretores induzidos pelo cálcio, incluindo a libertação de hormonas e neurotransmissores.

Resumo farmacocinético:

Parâmetros farmacocinéticos	Valores
1. Concentrações de soro	
A. Concentração mínima efectiva	10 pg/ml
B. Concentração potencialmente tóxica	> 20 pg/ml
2. % Bioaviabilidade	85- 95%
3. Tempo para o pico de concentração	9.6 hrs para Oral
	1-4 hrs para IM
4. Tempo para o estado estacionário	4 - 5 dias [10]
5. Meia-vida	
A. Crianças	8 hrs
B. Adultos	20 a 40 hrs
6. Volume de distribuição	0,7 L/Kg
7. Autorização	
Desobstrução total do corpo	22 ml/hr/kg ± 0,2 ml/hr/kg
8. % de proteínas ligadas	90%
9. % excretados renalmente inalterados	< 5%
10. Principal via de eliminação	Hepática (>95%)
11. Metabolito activo	Nenhum
12. O alcance terapêutico	10-20 mcg/ml

Dosagem

Quando a terapia oral é iniciada, é comum administrar uma dose de 300 mg/dia a adultos, independentemente do peso corporal. Devido à sua cinética dose-dependente, alguma toxicidade pode ocorrer apenas com pequenos incrementos na dose; a dose de fenitoína deve ser aumentada de cada vez apenas 25 a 30 mg em adultos, e deve ser dado tempo suficiente para se conseguir um novo estado estável antes de se aumentar ainda mais a dose. Em crianças, deve ser administrada uma dose de 5 mg/kg/dia, seguida de um reajustamento da dose após a obtenção de níveis plasmáticos em estado estacionário.

Reacção adversa às drogas e toxicidade comum

Seguem-se alguns efeitos adversos/toxicidades importantes:

- Dose relacionada com toxicidade - alterações de comportamento, coma, sonolência, nistagmo e embaçamento visual.
- Toxicidade farmacológica - Acne, hirsutismo, características faciais grosseiras, deficiência de ácido fólico, hiperplasia gengiviana, degeneração cerebelar, hipotiroidismo, perturbações imunológicas, osteomalacia e neuropatia periférica.
- Hipersensibilidade - erupções cutâneas, eritema, dermatite exfoliativa, síndrome de Steven Johnson.
- Reacções idiossincráticas - Anemia, anemia aplástica, hepatite, leucopenia, trombocitopenia e teratogencidade.

Interacções medicamentosas

Seguem-se algumas interacções medicamentosas importantes:

- O metabolismo da fenitoína é aumentado devido à inibição enzimática por: cloranfenicol, ácido valpróico, sulfonamida, fenilbutazona.
- O metabolismo da fenitoína é aumentado devido à indução enzimática por: etanol, fenobarbital, carbamazepina.
- A fenitoína induz enzimas e aumenta o metabolismo de: carbamazepina, primidona.
- Os seguintes medicamentos deslocam a fenitoína dos locais de ligação das proteínas plasmáticas: salicilatos, fenil butazona e ácido valpróico.
- A fenitoína aumenta a depuração de muitos medicamentos como: Contraceptivos orais, Vitamina D, ácido fólico, quinidina.
- O ácido fólico durante a sua administração crónica reduz a eficácia da fenitoína. [10]

A fenitoína pode acumular-se no córtex cerebral durante longos períodos de tempo, bem como causar atrofia do cerebelo quando administrada a níveis cronicamente elevados. Apesar disso, a droga tem uma longa história de utilização segura, o que a torna um dos anticonvulsivos mais populares prescritos pelos médicos, e uma "primeira linha de defesa" comum em casos de apreensão.

Desde 1975, tem sido dedicado um esforço considerável à concepção de métodos farmacocinéticos para individualizar a dosagem de fenitoína, cálculos de dose apropriados são clinicamente importantes para a fenitoína porque a droga tem um índice terapêutico estreito e um comportamento farmacocinético não linear. Assim, um pequeno aumento da dose diária pode provocar um aumento desproporcionalmente grande da concentração plasmática de fenitoína, o que pode levar à toxicidade quando o nível plasmático excede 20-25 pg/ml. Foram propostos 16 métodos farmacocinéticos diferentes para determinar os ajustamentos da dosagem de fenitoína. Estes métodos podem ser divididos em 2 grupos. O primeiro grupo utiliza apenas informação derivada dos níveis de plasma medidos no paciente individual (método baseado no indivíduo) enquanto que o segundo grupo utiliza dados tanto individuais como populacionais. A última informação é tomada como referência estatística à qual os dados individuais são comparados. [11]

A terapia ideal com fenitoína requer que a sua administração seja adaptada às necessidades de cada paciente individual.

A dose normal de Fenitoína é de 300mg/dia. As doses de carregamento são necessárias apenas em estado de epilepsia. Em situações não agudas, a fenitoína pode ser iniciada em doses de 3-6mg/kg/daya e titulada para cima. Empiricamente, as doses de fenitoína podem ser aumentadas em 100 mg/dia se as concentrações forem inferiores a 7 pg/ml e em 50 mg/dia se as concentrações forem >7 pg/ml mas < 12 pg/ml e em 30 mg/dia se a concentração for > 12 pg/ml.

Quanto maior for a dose, maior será a probabilidade de ser necessária uma dose dividida.

São utilizadas três formas de dosagem para a administração oral de fenitoína. O comprimido e a suspensão contêm ácido enquanto a cápsula contém Fenitoína de Sódio.

Fenitoína de Sódio é 92% de Fenitoína.

Apenas a libertação prolongada deve ser utilizada na dosagem de uma vez por dia. Um estudo de dose única indicou que a suspensão de fenitoína tem potencial para uma dose única por dia. O tamanho das partículas em vez de formulação pode determinar a taxa de absorção.

O medicamento não ligado deve ser medido em qualquer doente em que se suspeite de ligação proteica alterada.

O pico inicial de fenitoína é normalmente observado em 3-12 h. Um pico secundário também pode ser observado.

Imp Nota: A administração intravenosa não deve exceder 50mg/min.

Foram propostas directrizes para ajustamentos de dosagem baseados nas concentrações de plasma de fenitoína para adultos com epilepsia sem doença renal ou hepática clinicamente significativa. Concentrações plasmáticas de fenitoína inferiores a 7 mcg/ml, recomenda-se um aumento da dose de 100 mg/dia.

Para concentrações de plasma entre 7 a 12 mcg/ml é recomendado o aumento da dose de 50 mg/dia.

Se a concentração plasmática > 12 pg/ml a dose pode ser aumentada em 30 mg/dia.

O aumento da dose quando o nível de plasma é superior a 16 pg/ml só deve ser feito com cautela, pois mesmo um pequeno aumento pode resultar em toxicidade.

Ajustes de dosagem: Em falha Renal...

C(normal) = $\dfrac{\text{C(observado)}}{0,1\text{x albumina}+0,1}$

C(normal) = concentração sérica normal em doentes não auditivos
C(observado) = concentrações de fenitoína sérica observadas em doentes urémicos.

Ajustes de dosagem em Pacientes Geriátricos:

C(normal) $= \dfrac{\text{C(observado)}}{0,25\text{x albumina} + 0,1}$

C(normal) = concentração sérica normal de fenitoína em doentes não hipoalbumínicos.
C(observado)= concentração de fenitoína sérica observada em doentes hipoalbumínicos.

Pacientes Pediátricos

Em recém-nascidos e crianças, a fenitoína deve ser administrada não diluída por via intravenosa directa a uma taxa não superior a 1 a 3 mg/kg/min até um máximo de 50 mg/kg/min. Os doentes devem ser monitorizados quanto a hipotensão, cardiotoxicidade e depressão respiratória.

Ao tentar aumentar as concentrações plasmáticas de fenitoína, a dose deve ser aumentada em <100 mg se a concentração for >28 pmol/L (7pg/ml). A dosagem de fenitoína em doentes obesos deve ser baseada no peso corporal ajustado (ABW), calculado da seguinte forma:

ABW= IBW 1.33(real wt- IBW)
IBW= Peso corporal ideal.

Como as crianças são metabolizadores mais rápidos que os adultos, a dose (mg/kg) que foi eficaz numa criança terá de ser diminuída após a puberdade.

A fenitoína é utilizada para a gestão aguda e crónica de todas as perturbações convulsivas, excepto as convulsões por ausência de convulsões. Embora seja uma droga vulgarmente utilizada, as overdoses são raras. A toxicidade da fenitoína ocorre em doentes que ingerem grandes quantidades da droga ou naqueles que têm factores predisponentes para a toxicidade. Estes incluem;

a) Hipoalbuminemia
b) Insuficiência renal crónica
c) Disfunção hepática secundária à hepatite ou cirrose
d) Defeitos genéticos no metabolismo da fenitoína
e) Inibição do metabolismo da fenitoína por outras drogas.

A fenitoína tem uma farmacocinética única, ou seja, uma cinética não linear de acção. A nível terapêutico, a eliminação segue-se à cinética de primeira ordem. Na gama terapêutica superior e tóxica, a eliminação muda da cinética de primeira ordem para cinética de ordem zero devido à saturação do sistema de hidroxilação hepática. Como resultado, um pequeno aumento na dose resulta em níveis de drogas tóxicas que causam uma grande variedade de efeitos adversos. Uma vez interrompida a administração de fenitoína, os níveis tóxicos diminuirão lentamente à medida que a eliminação segue a cinética de ordem zero. Com a contínua excreção da fenitoína, a eliminação muda de ordem zero para cinética de primeira ordem e os níveis de fármacos diminuem mais rapidamente. [12]

A fenitoína liga-se fortemente às proteínas plasmáticas. Mais de 90% deste fármaco liga-se à albumina. A ligação é alterada pela gravidez, doenças renais, hepáticas, idade superior a 60 anos, hipoalbuminemia e a administração de fármacos que também se ligam fortemente à albumina.

A fenitoína é lentamente metabolizada no fígado sob para-hidroxilação de um dos seus grupos fenil. É a seguir conjugada com ácido glucurónico e 95% da droga é excretada pelos rins. A meia-vida da fenitoína nos humanos é de 15-30 horas mas pode variar de 7 a 60 horas. A fenitoína tem uma gama terapêutica estreita, pelo que os níveis séricos de fenitoína são agora um valioso instrumento de diagnóstico e monitorização terapêutica. A biodisponibilidade da fenitoína é difícil de determinar pelos métodos convencionais porque a depuração é dependente da concentração. A área sob a curva do tempo de concentração plasmática é menor após a administração oral do que após a administração intravenosa. No entanto, após a correcção para a eliminação não linear. [13]

O carregamento de fenitoína é indicado para a profilaxia de convulsões agudas. A carga intravenosa proporciona níveis rápidos de fármacos terapêuticos e é apropriada para o tratamento do estado de epilepsia, mas pode ser perigosa. A carga oral é segura, mas os níveis terapêuticos são alcançados mais lentamente e de forma menos fiável do que com a carga intravenosa. A dose única de carga oral deve, em teoria, proporcionar níveis terapêuticos mais rápidos do que a dose dividida, mas a absorção de uma única dose grande pode ser atrasada ou incompleta. [14]

A conformidade é um grande problema com os pacientes que necessitam de terapia a longo prazo para um distúrbio de convulsões. Um inquérito recente a pacientes com epilepsia revelou que 49% dos pacientes estavam insatisfeitos com o seu regime actual devido aos efeitos adversos dos medicamentos. A taxa de não cumprimento da terapia com fenitoína é de 15-60%, sendo os adolescentes mais propensos a não cumprirem a terapia do que os adultos. A maioria dos pacientes cita os efeitos secundários cosméticos indesejados associados à fenitoína como a principal razão para a descontinuidade da sua ingestão de medicamentos.

O controlo de rotina do medicamento envolve a medição da concentração do fármaco total. Em alguns casos, contudo, a concentração total de fármacos pode ser enganadora e é necessária uma concentração livre de fármacos.

Uso clínico

A fenitoína é um agente valioso para o tratamento de convulsões tónico-clónicas generalizadas e para o tratamento de convulsões parciais com sintomatologia complexa. A fenitoína tem outros usos terapêuticos para além da sua utilização em epilepsia. É de algum valor no tratamento de doentes psicóticos perturbados sem epilepsia, útil no tratamento da neuralgia do trigémeo, e útil como agente antiarrítmico, particularmente no tratamento das arritmias induzidas por digitalis.

Necessidade de monitorização de medicamentos terapêuticos

O sucesso de qualquer regime de dosagem fixa baseia-se frequentemente na resposta clínica do paciente ao fármaco. Os regimes de dose fixa são concebidos para gerar concentrações de fármacos plasmáticos dentro de uma gama terapêutica, ou seja, alcançar o efeito desejado, evitando ao mesmo tempo a toxicidade. No entanto, foi confirmada uma marcada variabilidade interindividual (dentro de uma espécie) para muitos fármacos. Pelo contrário, o paciente está geralmente doente e a sua doença requer frequentemente tratamento com mais do que um fármaco. Factores fisiológicos, patológicos e farmacológicos podem alterar profundamente a disposição de um fármaco de tal forma que o fracasso terapêutico ou as reacções adversas ocorrem. Alterações no metabolismo e excreção de medicamentos induzidas pela idade, sexo, doença ou interacções medicamentosas estão entre os factores mais importantes, que podem fazer com que a concentração de fármacos plasmáticos seja maior ou menor do que o esperado. Se a resposta ao fármaco por parte do paciente for percebida como inadequada devido ao fracasso ou toxicidade, é utilizada uma abordagem de tentativa e erro para modificar a dose. Contudo, a tentativa e a modificação por erro dos regimes de dosagem podem ser ineficientes e potencialmente perigosas quando a resposta ao fármaco não pode ser facilmente medida, o fármaco é caracterizado por uma estreita margem de segurança, ou o estado do paciente é de risco de vida. Assim, surgiu a necessidade de monitorizar as concentrações do fármaco, para optimizar o resultado clínico de um paciente através da gestão do seu regime de medicação. [10]

Existem muitas técnicas de ensaio que podem ser utilizadas para determinar as concentrações de fármacos que serão utilizadas para individualizar a terapia medicamentosa, tais como Cromatografia Líquida de Alto Rendimento, Cromatografia Gasosa, Cromatografia Líquida Espectroscopia de Massa, Radioimunoensaio, várias técnicas microbiológicas.

A cromatografia líquida de alta performance (HPLC) é uma técnica amplamente utilizada para a bioanálise em TDM e estudos farmacocinéticos. A técnica de HPLC foi desenvolvida no final dos anos 60 e início dos anos 70 a partir do conhecimento de princípios teóricos que já tinham sido estabelecidos para técnicas cromatográficas anteriores, em particular para cromatografia em coluna e avanços feitos na embalagem de colunas. A técnica baseia-se nos mesmos modos de separação que a cromatografia clássica em coluna, ou seja, adsorção, partição, troca iónica e permeação em gel. As principais vantagens da HPLC são uma melhor resolução das substâncias separadas, tempos de separação mais rápidos e o aumento da quantificação. A utilização bem sucedida da HPLC requer a combinação correcta de várias condições de funcionamento, tais como tipo de embalagem da coluna e taxa de fluxo de fase móvel, temperatura da coluna e tamanho da amostra.

Farmacocinética Populacional é o estudo das fontes e correlatos da variabilidade das concentrações de fármacos plasmáticos e parâmetros farmacocinéticos (PK) entre e dentro de indivíduos representativos da verdadeira população em que um fármaco será clinicamente utilizado. Os objectivos da farmacocinética populacional são fornecer estimativas dos parâmetros farmacocinéticos (CL,V), bem como estimativas da variabilidade, tais como a variabilidade entre sujeitos, a variabilidade entre ocasiões (variabilidade dia a dia) e a variabilidade intra sujeitos. A clarificação e o volume de distribuição são conhecidos como efeitos fixos (os valores médios populacionais dos parâmetros farmacocinéticos que, por sua vez, podem ser função de várias variáveis demográficas ou fisiopatológicas do paciente) onde as variações inter, intra sujeito e dia são conhecidas como efeitos aleatórios.

A Farmacocinética populacional identifica factores que são importantes determinantes da variabilidade intersubjectos, tais como demografia (idade, peso corporal, área de superfície, sexo, raça), genética, ambiental (tabagismo e dieta), fisiológica/fisiopatológica, tais como insuficiência renal/hepática e estado da doença, medicamentos concomitantes e outros factores tais como alimentação, variação circadiana e formulações.

Certas características demográficas, fisiopatológicas e terapêuticas do paciente, tais como peso corporal, funções excretoras e metabólicas e a presença de terapias podem alterar regularmente as relações de dose-concentração. A farmacocinética populacional procura identificar os factores fisiopatológicos mensuráveis que causam alterações na relação dose-concentração e a extensão dessas alterações de modo a que, se tais alterações estiverem associadas com mudanças clinicamente significativas no índice terapêutico, a dosagem possa ser adequadamente modificada.

Os sujeitos dos estudos farmacocinéticos tradicionais são geralmente voluntários saudáveis ou pacientes altamente seleccionados e esses estudos envolvem a recolha periódica de múltiplas amostras de sangue em poucos pacientes individuais e a caracterização de parâmetros farmacocinéticos básicos tais como K, Vd e CL. A estimativa dos parâmetros farmacocinéticos tradicionais é muito precisa, desde que sejam recolhidas amostras suficientes de doentes individuais. A desvantagem é que apenas alguns sujeitos saudáveis relativamente homogéneos são incluídos no estudo.

No entanto, em ambientes clínicos, os pacientes não são normalmente muito homogéneos. Variam em idade, sexo, peso corporal, doenças concomitantes e podem estar a receber múltiplos tratamentos medicamentosos. Mesmo a dieta, o estilo de vida, a localização geográfica podem diferir de sujeito para sujeito. Além disso, nem sempre é possível colher múltiplas amostras de um mesmo sujeito. Em comparação com a farmacocinética convencional, a análise farmacocinética populacional envolve dados combinados de concentração de fármacos plasmáticos de um grande grupo de sujeitos que revelam muita informação sobre a disposição do fármaco numa população.

As vantagens da farmacocinética populacional são:
1. Permite a estimativa quantitativa da magnitude da variabilidade inexplicável na população de doentes.
2. Adopta uma estratégia de amostragem esparsa onde são necessárias 2-3 concentrações por

sujeito e isto é conveniente na amostragem de populações especiais, tais como a pediatria e a geriatria e em estudos de fase II, III.

3. Um grande número de pacientes pode ser incluído com menos restrições aos critérios de inclusão e exclusão.

4. O desenho desequilibrado pode ser utilizado onde em diferentes números de amostras por assunto pode ser utilizado.

5. A população-alvo de doentes que representa a população a ser tratada pode ser seleccionada.

6. Ajuda na identificação e medição da variabilidade durante o desenvolvimento e avaliação de fármacos.

7. Ajuda na explicação da variabilidade identificando factores de origem demográfica, fisiopatológica, ambiental ou concomitante relacionados com medicamentos que possam influenciar o comportamento farmacocinético de um medicamento.

Contudo, existem certas desvantagens da farmacocinética da população, tais como metodologia complexa, concepção de estudos e análise de dados, requer um bom sistema de controlo de qualidade de dados, dose e tempo de amostragem/tratamento de amostras e pessoal clínico experiente. Os parâmetros farmacocinéticos da população podem ser estimados utilizando Modelação de Efeitos Mistos Não-Lineares (NONMEM). NONMEM® (actualmente distribuído pela GloboMax LLC, Hanover, MD) é o pacote de software utilizado para analisar os dados farmacocinéticos/farmacodinâmicos baseados na população. Está escrito na língua FORTRAN 77.

O vector O das características populacionais é composto por todas as quantidades dos 2 primeiros momentos da distribuição dos parâmetros: os valores médios (efeitos fixos) e os elementos da matriz de variância-covariância que caracterizam os efeitos aleatórios. O número de amostras por sujeito utilizado para esta abordagem é tipicamente pequeno, variando de 1 a 6.

A probabilidade dos dados sob o modelo é escrita em função dos parâmetros do modelo, e as estimativas dos parâmetros são escolhidas para maximizar esta probabilidade. Isto equivale a afirmar que as melhores estimativas dos parâmetros são as que tornam os dados observados mais prováveis do que seriam sob qualquer outro conjunto de parâmetros. [15]

OBJECTIVOS

A epilepsia é definida como uma perturbação convulsiva crónica, ou grupo de perturbações, caracterizada por convulsões que normalmente se repetem de forma imprevisível na ausência de um factor de provocação consistente.

A epilepsia afecta 1-2% da população mundial. Um estudo recente relata que pelo menos 1 milhão de pessoas têm ataques descontrolados devido à epilepsia, apesar do tratamento médico.

A epilepsia ocorre igualmente em todos os grupos populacionais. Pessoas de todas as idades, raças e grupos socioeconómicos podem desenvolver esta doença, embora até 70% de todos os casos de epilepsia comecem antes dos 21 anos de idade.

A fenitoína é um dos medicamentos antiepilépticos de primeira linha mais utilizados no tratamento de convulsões parciais e generalizadas. Este medicamento é altamente eficaz e económico para os pacientes.

A fenitoína tem um índice terapêutico estreito, comportamento farmacocinético imprevisível, apresenta farmacocinética não linear em doses mais elevadas, causa SNC e efeitos adversos sistémicos. Além disso, foi notificada uma marcada variabilidade inter individual para a fenitoína.

Entre todos os medicamentos anti-epilépticos, a fenitoína tem um dos perfis de interacção medicamentosa mais problemáticos. As duas principais razões são que é altamente ligada a proteínas (mais de 90%) e amplamente metabolizada através de enzimas Cyt P450.

Os regimes de dosagem fixos são concebidos para gerar concentrações de drogas plasma/soro dentro da gama terapêutica, ou seja, alcançar os efeitos desejados, evitando ao mesmo tempo a toxicidade.

Alterações no metabolismo e excreção de drogas induzidas pela idade, sexo, doença ou interacções medicamentosas são alguns factores importantes que fazem com que a concentração de plasma/soro de drogas seja maior ou menor do que o esperado.

Os níveis inadequados de medicamentos são uma das principais causas de insucesso e não cumprimento do tratamento. Além disso, não há muitos dados publicados sobre farmacocinética da fenitoína na população indiana. Assim, a monitorização das concentrações de plasma/soro nos nossos pacientes ajudaria a optimizar o seu resultado clínico.

A farmacocinética populacional é o estudo das fontes e correlatos da variabilidade das concentrações de fármacos plasma/soro e dos parâmetros farmacocinéticos entre e dentro de indivíduos representativos da verdadeira população em que um fármaco será utilizado clinicamente.

Assim, o projecto visava monitorizar as concentrações séricas de fenitoína nos pacientes e realizar uma modelização farmacocinética preliminar da população para ver o efeito de variáveis como a demografia do paciente (idade, sexo) e disfunção hepática nos parâmetros farmacocinéticos, tais como CL, Vd.

Os objectivos do estudo são
- Desenvolver e padronizar um método de estimativa da fenitoína por HPLC.
- Para monitorizar as concentrações séricas de fármacos em pacientes que recebem fenitoína.
- Estudar o efeito de variáveis como a idade e disfunção hepática sobre os parâmetros farmacocinéticos, nomeadamente a depuração e a Vd através da modelização farmacocinética da população.

Baran M, Stecker MM. estudou as características dos doentes idosos com epilepsia, os medicamentos antiepilépticos utilizados para os tratar e os factores que influenciam a escolha dos medicamentos antiepilépticos. A droga antiepiléptica mais comummente utilizada foi a fenitoína. Os DEA da nova geração que tinham menos efeitos secundários eram utilizados com muito menos frequência do que os DEA da velha geração. Os idosos são uma população vulnerável por causa da dificuldade em comunicar os seus sintomas e as suas necessidades. Isto leva ao uso subaproveitado dos DEA, bem como a resultados medíocres. Uma atenção cuidadosa ao controlo das convulsões e aos efeitos secundários da medicação é fundamental para promover bons resultados neste grupo de pacientes. Este estudo retrospectivo sugere que o acesso de pacientes idosos com epilepsia a cuidados especializados melhora os resultados em termos de estado de vida. Esta importante informação precisa de ser confirmada por estudos prospectivos. [16]

Tomson T, Dahl ML, Kimland E. realizou o estudo de individualização das dosagens de drogas no tratamento da epilepsia para prevenir convulsões sem causar efeitos adversos e para rever as provas relativas aos efeitos da monitorização de drogas terapêuticas nos resultados da epilepsia. As drogas anti-epilépticas utilizadas foram carbamazepina, valproato, fenitoína, fenobarbital e primidona. Um total de 56% no grupo de intervenção e 58% no grupo de controlo estavam livres de convulsões durante os últimos 12 meses de seguimento. Foram relatados efeitos adversos por 48% no grupo de intervenção e 47% dos pacientes do grupo de controlo. Dos que foram aleatorizados ao controlo de medicamentos terapêuticos, 62% completaram o acompanhamento de dois anos, em comparação com 67% do grupo de controlo. Não houve provas claras de apoio à medição da concentração sérica de medicamentos antiepilépticos de rotina com o objectivo de alcançar gamas alvo predefinidas para a optimização do tratamento de pacientes com epilepsia recém-diagnosticada com monoterapia de medicamentos antiepilépticos. Contudo, isto não exclui a possível utilidade da monitorização terapêutica de fármacos antiepilépticos específicos durante a politerapia, em situações especiais ou em pacientes seleccionados, embora faltem provas. [17]

Condições como a uremia, doença hepática e hipoalbuminemia podem levar a aumentos significativos de fármacos livres resultando na toxicidade dos fármacos, mesmo que a concentração do fármaco total esteja dentro do alcance terapêutico. As interacções droga-droga também podem levar a um aumento desproporcionado das concentrações livres de fármacos. Os doentes idosos podem ter aumentado as concentrações livres de fármacos devido à hipoalbuminemia. Foram também relatadas concentrações elevadas de fenitoína livre em doentes com SIDA e gravidez. Actualmente, as concentrações livres de fármacos anticonvulsivos como a fenitoína, carbamazepina e ácido valpróico são amplamente medidas em laboratórios clínicos. [18]

As concentrações séricas de fenitoína livre (F-PHT) obtidas em doentes adultos epilépticos que receberam PHT em monoterapia foram analisadas para estimar os parâmetros farmacocinéticos de Michaelis-Menten. Foram recolhidas prospectivamente concentrações séricas de F-PHT em estado estacionário, histórico de dosagem de PHT, e informação associada. A taxa metabólica máxima (Vm) e a constante de Michaelis- Menten (Km) de F-PHT e os seus dados de variabilidade interindividual foram estimados utilizando modelos de efeitos mistos não lineares (NONMEM). As estimativas da população * de F-PHT para Vm e Km foram de 9,1 mg/kg/dia e 7,3 mg/L, respectivamente. O modelo foi avaliado prospectivamente num pequeno grupo (sete) de pacientes adicionais. A dose diária recomendada nesta população para atingir a concentração de F-PHT de 1,5 mg/L é de 6,1 mg/kg. [19]

Hermida-Ameijeiras J et. al. relataram que nos países em desenvolvimento, que têm uma elevada taxa de prevalência de hipoalbuminaemia, a concentração total de fenitoína no soro forneceria frequentemente informação clínica incorrecta. Os resultados indicam que foi encontrada uma diferença clinicamente significativa entre as concentrações corrigidas e experimentais de fenitoína (< 1,2 mg/L) em 74,4% dos doentes hospitalizados e em 21,3% dos doentes ambulatórios. O presente estudo recomenda a correcção sistemática dos níveis de fenitoína na comunidade, a fim de ajustar melhor as dosagens. As possíveis limitações do uso de STE para padronizar as concentrações de fenitoína são também discutidas. [20]

A fenitoína é utilizada para tratar todos os tipos de perturbações convulsivas e a sua característica única é a sua cinética não-linear de acção. Outras características são numerosas interacções medicamentosas e o potencial para causar uma grande variedade de efeitos adversos. A dosagem de fenitoína em doentes obesos deve ser baseada no peso corporal ajustado (ABW),Uma vez que as crianças são metabolizadores mais rápidos do que os adultos, a dose (mg/kg) que foi eficaz numa criança terá de ser diminuída após a puberdade. Uma vez que os medicamentos antiepilépticos são frequentemente utilizados em conjunto na politerapia, o conhecimento das principais interacções entre estes medicamentos é de interesse. É relatado que a Carbamazepina causa a diminuição das concentrações de fenitoína e ácido valpróico, o fenobarbital estimula as enzimas P450, levando ao aumento do metabolismo e, portanto, a menores concentrações de primidona, fenitoína, carbamazepina, e ácido valpróico. A fenitoína melhora a conversão da primidona em fenobarbital. Salicilato, fenilbutazona, e sulfonilureias podem aumentar a fracção livre de fenitoína. [21]

Schoenenberger RA, TanasijevicMJ, Jha A, Bates DW realizou o estudo para desenvolver critérios de adequação explícitos e fiáveis para o controlo do nível de antiepilépticos e para avaliar a adequação do controlo numa instituição de cuidados terciários que execute mais de 10.000 determinações do nível de antiepilépticos por ano. Os níveis de fármacos foram avaliados pelo menos 200 vezes para cada um de quatro medicamentos antiepilépticos (fenitoína, carbamazepina, fenobarbital, e ácido valpróico). Concluiu-se que apenas 27% das determinações do nível de fármacos anti-epilépticos tinham uma indicação apropriada, e metade destas não foram amostradas correctamente. O controlo diário de rotina sem justificação farmacológica foi responsável pela maioria das determinações inadequadas do nível de fármacos. Os esforços para diminuir a monitorização inadequada podem resultar em reduções substanciais dos custos sem faltar resultados clínicos importantes. [22]

A fenitoína livre no plasma humano foi automaticamente determinada por diálise de equilíbrio on-line utilizando o enriquecimento sequencial automatizado de vestígios de diálise (ASTED) sistema de preparação de amostras e HPLC. A célula de diálise foi uma modificação da célula fornecida com o ASTED. A fenitoína total foi analisada com a mesma preparação analítica e a ligação da proteína plasmática foi determinada. A fenitoína livre foi determinada no plasma de pacientes epilépticos e os resultados foram comparados com os obtidos por ultrafiltração. A determinação automatizada da fenitoína livre e total no plasma pela combinação ASTED-HPLC demonstrou ser um método preciso e reprodutível e os resultados nas análises de fenitoína livre estavam de acordo com os encontrados com ultrafiltração. [23]

Cinquenta e quatro pacientes encaminhados consecutivamente com epilepsia descontrolada foram submetidos a Monitorização de Drogas Terapêuticas numa base de pacientes externos. Foi feito um acompanhamento regular de 2 semanas durante um período mínimo de 2 meses, após alterar a dosagem do fármaco e colocar o(s) nível(eis) plasmático(s) dentro da gama terapêutica. Os níveis plasmáticos de fenobarbitona, fenitoína e carbamezepina foram feitos por Cromatografia Líquida de Alta Pressão. Eventualmente, 24 pacientes foram controlados e 30 permaneceram descontrolados. Foram encontradas diferenças significativas entre estes 2 grupos, no que respeita à duração da epilepsia ($p < 0,01$), atraso mental associado ($p < 0,02$), dosagem inicial de carbamazepina e níveis plasmáticos em doentes em monterapia com carbamazepina ($p < 0,02$ e $P < 0,01$, respectivamente) e níveis plasmáticos finais de fenitoína em doentes em terapia combinada com fenobarbitona e fenitoína ($p < 0,05$). Este estudo enfatiza a importância do diagnóstico e tratamento precoce da epilepsia com a ajuda da monitorização dos níveis plasmáticos de fármacos anti-epilépticos. [24]

A segurança e eficácia da administração de doses individuais de carga de fenitoína de sódio por infusão intravenosa foram estudadas em 40 ocasiões em 37 pacientes adultos com convulsões. As doses foram calculadas com base num volume médio de distribuição (0,75 L/kg) e na concentração plasmática desejada de fenitoína. Um total de 45% dos pacientes sentiram dor no local da infusão, que diminuiu quando a taxa de infusão foi reduzida. Não ocorreram toxicidades cardiovasculares ou neurológicas graves. O método de administração de infusão intravenosa é seguro e eficaz e é útil para a rápida obtenção de concentrações terapêuticas de fenitoína no local de emergência. [25]

Beck de et. al investigou as concentrações de fenitoína sérica livre (não vinculada) por três métodos e foi feita uma comparação com os resultados obtidos por Abbott TDx. Ultrafiltração livre de fenitoína e fluroscência - técnica de imunoensaio de polarização. Houve uma forte correlação entre as concentrações reais e previstas de fenitoína livre oncentrações para cada um dos métodos. [26]

Uma investigação de Richard G, com respeito à interacção entre o ácido valpróico e a fenitoína afirma que o ácido valpróico diminui as concentrações de fenitoína, de modo que as concentrações sanguíneas de fenitoína devem ser acompanhadas de perto quando utilizadas em combinação com ácido valpróico. Enquanto a fenitoína sérica total pode diminuir com a adição de ácido valpróico, a fracção de fenitoína remanescente não ligada à proteína plasmática aumenta. As concentrações reais desta fenitoína livre podem diminuir imprevisivelmente, permanecer constantes ou aumentar em relação aos níveis de ácido pré-valpróico. O paradoxo desta interacção tem sido bem documentado e existem recomendações de que a dosagem de fenitoína não seja alterada apenas com base nesta interacção antecipada. [27]

A análise farmacocinética da população emprega geralmente modelos não lineares de efeitos mistos. Para estimar os parâmetros, Beal and Sheiner (1982) propuseram o método de primeira ordem que emprega uma expansão da série Taylor de primeira ordem em torno dos meios de parâmetros individuais aleatórios. Devido à pequena carga computacional e à elevada proporção de convergência da maximização da função de probabilidade logarítmica, este método é frequentemente utilizado na prática. No entanto, sabe-se que as estimativas são tendenciosas. Propuseram um procedimento simples para reduzir o enviesamento. O método proposto maximiza as funções de probabilidade logarítmica não aproximadas de cada indivíduo dadas estimativas dos parâmetros da população derivados do método de primeira ordem, e as estimativas Bayes derivadas dos parâmetros individuais aleatórios são utilizadas para melhorar as estimativas dos parâmetros da média da população. Confirmaram que o método proposto reduziu o enviesamento utilizando dados simulados e dados reais de concentração de eritropoietina. [28]

Ogungbenro K, Aarons L, Graham G apresentou um método para calcular o tamanho da amostra de um estudo farmacocinético analisado utilizando um modelo de efeitos mistos dentro de um quadro de testes de hipóteses. Um método de cálculo do tamanho da amostra para dados de medições repetidas analisadas utilizando equações de estimação generalizada foi modificado para modelos não lineares. O teste de Wald é utilizado para o teste de hipóteses de parâmetros farmacocinéticos. Um modelo marginal para a farmacocinética populacional é obtido através da linearização do modelo estrutural em torno dos efeitos aleatórios específicos do sujeito. O método proposto é geral na medida em que permite uma atribuição desigual dos sujeitos aos grupos e conta as situações em que são necessários diferentes horários de amostragem de sangue em diferentes grupos de pacientes. O método proposto foi avaliado utilizando simulações de Monte Carlo sob uma série de cenários. O NONMEM foi utilizado para simulações e análise de dados e os resultados demonstraram uma boa concordância. [29]

Kang D, Schwartz JB, Verotta D propôs um método simples para calcular o tamanho da amostra para uma hipótese de teste arbitrária em estudos de farmacocinética populacional (PK) analisados com modelos de efeitos mistos não lineares. O método proposto alarga a abordagem utilizando uma linearização de primeira ordem do modelo de efeitos mistos não lineares e a utilização da estatística do teste de Wald chi (2). O método proposto é geral e permite um modelo não linear arbitrário, bem como uma distribuição arbitrária dos efeitos aleatórios que caracterizam tanto a variabilidade inter como intra-individual do modelo de efeitos mistos. Demonstraram como (D-) a amostragem óptima ou frequente requer menos sujeitos em comparação com um desenho de amostragem esparsa. Também apresentam resultados de simulações de Monte Carlo mostrando que o tamanho da amostra calculada pode produzir o poder desejado. O método proposto reduz consideravelmente os tempos de computação em comparação com os métodos baseados em simulações de estimação de tamanhos de amostras para estudos populacionais PK. [30]

A modelização farmacocinética/farmacodinâmica da população (PK/PD), através de modelos de efeitos mistos não lineares, é uma ferramenta comumente utilizada no desenvolvimento de medicamentos. Foi originalmente desenvolvido como um método de tratamento de dados de estudos de doentes em que as observações por sujeito eram escassas. Uma análise PK/PD da população fornece estimativas dos parâmetros da população, ou seja, os valores dos parâmetros que descrevem o indivíduo típico na população (os efeitos fixos), bem como a sua variabilidade (os efeitos aleatórios). Vários pacotes de software para análise PK/PD da população estão hoje disponíveis, entre os quais o NONMEM é o mais amplamente utilizado. [31]

A farmacocinética populacional da fenitoína em doentes pediátricos foi levada a cabo utilizando dados escassos. Dados de monitorização de medicamentos terapêuticos derivados das concentrações séricas de fenitoína em estado estacionário em 42 pacientes pediátricos em regime ambulatório com epilepsia. O parâmetro populacional e o parâmetro individual de fenitoína em crianças foram estimados utilizando o método Monte Carlo. Havia boas relações entre concentrações previstas e determinadas com coeficiente de correlação de 0,999 e 0,984, respectivamente. A farmacocinética populacional da fenitoína em crianças pode fornecer um índice útil para a individualização do regime de dosagem. [32]

Wakefield J, Rahman N realizou um estudo que consiste em dados farmacocinéticos de concentrações de fármacos com tempos de amostragem conhecidos associados e são recolhidos após a administração de regimes de dosagem conhecidos. Os dados farmacocinéticos da população consistem em tais dados sobre uma série de indivíduos, possivelmente juntamente com características específicas individuais. Descrevem um modelo que pode ser utilizado para combinar dados farmacocinéticos da população. A abordagem Bayesiana foi aplicada e o cálculo foi efectuado utilizando a cadeia de Markov Monte Carlo. Proporcionaram uma série de simplificações ao modelo que podem ser feitas a fim de facilitar a simulação a partir da distribuição posterior. [33]

A abordagem farmacocinética da população oferece a possibilidade de obter informação integrada sobre farmacocinética não só a partir de dados relativamente escassos, mas também de dados densos (ou de uma combinação de dados densos e esparsos) obtidos a partir de sujeitos. A abordagem permite a análise de dados de estudos normalmente excluídos por não se prestarem às formas habituais de análise farmacocinética, tais como dados de concentração obtidos de doentes pediátricos e idosos, ou de dados obtidos durante a avaliação das relações entre dose ou concentração e eficácia ou segurança. [34]

O principal objectivo dos estudos farmacocinéticos populacionais é estimar as componentes de variância associadas à variabilidade intra e inter-individual das concentrações de fármacos observadas. A explicação da variabilidade inter-individual em termos de covariantes específicos do sujeito é também de grande importância. Os modelos farmacocinéticos são não lineares nos parâmetros e a estimativa não é simples. Racine-Poon A, Wakefield J analisou várias abordagens de estimação que foram sugeridas para análises farmacocinéticas da população. Fizeram a distinção entre métodos Bayesianos e não Bayesianos e métodos totalmente paramétricos, semi-paramétricos e não paramétricos. [35] Foi realizado um estudo prospectivo de simulação para avaliar o efeito do erro no registo dos tempos de amostragem na exactidão e precisão das estimativas dos parâmetros populacionais a partir de dados farmacocinéticos de medidas repetidas. Assumiu-se um modelo de dois compartimentos com entrada de bolo(s) intravenoso(s) (doses únicas e múltiplas). Foram introduzidos erros aleatórios e sistemáticos nos tempos de amostragem que variavam entre 5-50% utilizando perfil (bloco) de desenho aleatório. Os tempos de amostragem foram simulados em EXCEL enquanto a simulação e análise dos dados de concentração foram feitas em NONMEM. O efeito do erro nos tempos de amostragem foi estudado a níveis de variabilidade que variavam entre 15-45% para um fármaco supostamente doseado na sua meia-vida de eliminação. Foram simulados cem conjuntos de dados replicados de 100 indivíduos cada um para cada caso. Embora as estimativas da depuração (CL) e da variabilidade na depuração fossem robustas durante a maior parte dos erros no tempo de amostragem, houve um aumento de enviesamento e imprecisão na estimativa global dos parâmetros, uma vez que a variabilidade intersubjectos foi aumentada. Se houver interesse em outros parâmetros além do CL, então a concepção de estudos populacionais prospectivos deve incluir procedimentos para minimizar o erro no registo dos tempos de amostragem em relação ao histórico de dosagem. [36]

Para a análise farmacocinética populacional de doses orais múltiplas, uma das questões-chave é conhecer com a maior precisão possível as entradas de dose, de modo a adequar um modelo à relação entrada/saída (dose-concentração). Para investigar estratégias de utilização e resumo da nova informação abundante, foi desenvolvido um modelo de processo em cadeia de Markov, que simula dados de conformidade a partir de dados reais de pacientes monitorizados electronicamente, e foram realizadas simulações e análises de dados. Os resultados indicam que os métodos tradicionais de análise farmacocinética da população que ignoram a informação de dosagem real tendem a estimar a depuração e o volume tendencialmente enviesados e a sobrestimar acentuadamente a variabilidade interindividual aleatória. [37]

O método NONMEM, um dos métodos utilizados para análise da farmacocinética populacional, foi aplicado à avaliação da biodisponibilidade relativa dos produtos medicamentosos. Foram estimados intervalos de confiança muito próximos para a diferença relativa na biodisponibilidade pelo método NONMEM e pela abordagem padrão, tanto nos casos em que os produtos eram bioequivalentes como nos casos em que não o eram. O método NONMEM também pôde estimar correctamente a biodisponibilidade relativa dos produtos utilizando dados clínicos simulados obtidos através da redução aleatória dos pontos de amostragem dos dados de fenitoína acima mencionados, que não podem ser analisados pela abordagem padrão. Assim, a utilidade do método NONMEM foi confirmada para a avaliação da biodisponibilidade utilizando dados clínicos ou experimentais. [38]

Foi desenvolvido um método simples de cromatografia líquida de alto desempenho (HPLC) de fase inversa para a estimativa simultânea dos medicamentos antiepilépticos (DEA) lamotrigina (LTG), fenobarbitona (PB), carbamazepina (CBZ) e fenitoína (PHT) em soro humano. O procedimento envolve a extracção dos DEA misturando 200 microl de soro com 200mul de acetonitrilo contendo 10 microg/ml de pentobarbitona como padrão interno (IS). Após centrifugação, 10 microl do sobrenadante foi injectado numa coluna de NOVA PAK C-18 (250 mm x 4,6 mm, 5 microm Hypersil ODS) e eluído com uma fase móvel constituída por tampão fosfato (10 mM)-metanol-acetonitrilo-acetona na proporção de 55:22:12:11 (v/v) ajustado a pH 7,0. Foi utilizado um detector UV ajustado a 210 nm para a detecção. Os DAE foram bem resolvidos a partir dos constituintes do soro humano e do padrão interno. O método pode quantificar LTG, PB, CBZ, e PHT em concentrações tão baixas como 0,2 microg/ml. O método foi quantitativamente avaliado em termos de linearidade, exactidão, precisão, recuperação, selectividade, sensibilidade, e especificidade. O método é simples, conveniente, e adequado para a análise de DEA a partir de soro humano. [10]

Kishore P, Rajnarayana K, Reddy MS, Sagar JV, Krishna DR descreveram um método cromatográfico líquido de alto desempenho (HPLC) para a determinação simultânea de fenitoína, fenobarbital e carbamazepina. O soro foi extraído com acetato de etilo, o extracto seco foi reconstituído em fase móvel e a alíquota foi injectada. Os fármacos eluentes foram detectados a 230 nm. A fase móvel constituída por metanol: água: mistura de ácido acético glacial (67:33:1, v/v/v) foi utilizada a uma taxa de fluxo de 1 ml/min na coluna C-18. A recuperação absoluta foi superior a 96% dos três fármacos numa gama de concentração de 0,5-50,0 microgramas/ml. O desvio-padrão relativo de precisão entre dias e entre dias (RSD) variou de 0,79-5,13% e 0,116,81%, respectivamente. O método é simples, rápido, preciso e sensível e é actualmente utilizado para a monitorização de fármacos terapêuticos em doentes epilépticos. Os resultados obtidos com este método mostraram uma correlação clínica muito boa. [39]

A determinação de lamotrigina (LTG) simultaneamente com carbamazepina (CBZ), carbamazepina 10,11 epoxídica (CBZ-E), primidona (PRM), fenitoína (PHT), fenobarbital (PB), e 2-fenil-2-etil-malonamida (PEMA) em plasma humano foi desenvolvida utilizando cromatografia capilar electrocinética micelar (MECC) com um detector de diodos. A reprodutibilidade tanto da separação como da quantificação com análise MECC foi apropriada para os coeficientes intra e inter-ensaio. Os intervalos de concentração de drogas avaliados de LTG, 0,5-10,0 micro g/mL; CBZ, 1,0-16,0 micro g/mL; PEMA, 1,0-20,0 micro g/mL; PB, 1,0-60,0 micro g/mL; PRM, 1,0-20,0 micro g/mL; PHT, 0,7-40.0 micro g/mL; e CBZ-E, 1,0-14,0 micro g/mL foram lineares com coeficientes de correlação superiores a 0,987 e coeficientes de variação dos pontos da curva de calibração inferiores a 10%. O limite de quantificação dos fármacos investigados no plasma variou de 0,5 a 1,0 micro g/mL, dependendo do fármaco. A técnica MECC foi suficientemente sensível para trabalhar com microamostras nas concentrações subterapêuticas, terapêuticas e tóxicas, bem como demonstrou ser simples e eficiente quando aplicada à monitorização de drogas terapêuticas em pacientes tratados com uma combinação de lamotrigina e outras drogas antiepilépticas, tais como agentes indutores de enzimas hepáticas. [40]

Um extractor/concentrador automático tem sido utilizado para extrair uma variedade de drogas anticonvulsivantes do soro sanguíneo numa gama de concentrações de 0,075 a 80 pg/ml. O volume de soro necessário varia de 0,1 a 2,0 ml, dependendo da concentração do fármaco. A recuperação média absoluta de extracção é 90% maior; as recuperações relativas a um padrão interno são superiores a 95%. Os extractos de soro foram analisados por cromatografia líquida de alto desempenho numa coluna de fase reversa com uma fase móvel de acetonitrilo e tampão fosfato. A comparação dos resultados com técnicas de cromatografia de gás e imunoensaio foi excelente. [41]

Os recentes desenvolvimentos na cromatografia líquida de meios de acesso restrito (RAM) tornam possível a determinação simultânea das concentrações totais e livres de fenitoína por injecção directa de amostras de soro contendo fármacos. É apresentada uma comparação entre a determinação da fracção livre de fenitoína por ultrafiltração associada a imunoensaio de polarização fluorescente (TDX) e um método melhorado de injecção directa RAM-HPLC. [42]

Kouno Y, Ishikura C, Homma M, Oka K. descreveu um método cromatográfico líquido de alto desempenho para determinação simultânea de três antiepilépticos - fenitoína, fenobarbital, e carbamazepina, em soro para monitorização de drogas terapêuticas. As drogas foram extraídas e injectadas numa coluna de gel de sílica utilizando uma minicoluna tipo seringa, Extrashot-Silica, embalada com grânulos de terra de diatomáceas. Utilizaram diclorometano para a extracção-injecção e n-hexano contendo 0,2% de ácido acético, 2% de etanol, e 15% de diclorometano para a fase móvel de um HPLC silica-gel. [43]

Rainbow SJ, Dawson CM, Tickner TR descreveu um método para a medição simultânea dos níveis séricos de três drogas anti-epilépticas, fenobarbital, fenitoína e carbamazepina, por injecção directa de cromatografia líquida de alto desempenho numa coluna de 25 cm de Pinkerton de fase inversa de superfície interna (ISRP). Foram testados vários compostos vulgarmente disponíveis e verificou-se que não co-cromatografia com as três drogas de interesse ou o padrão interno, 5-(p-metilfenil)-5-fenil-hidantoína. Os resultados obtidos em amostras de doentes com este método foram bem comparados com os da técnica de imunoensaio enzimático-multiplicado (EMIT). [44]

Kabra PM, Nelson MA, Marton LJ descrevem um ensaio sensível, específico e muito rápido de cromatografia líquida para determinar simultaneamente cinco anticonvulsivos (etosuximida, primidona, fenobarbital, fenitoína, e carbamazepina) utilizando colunas de fase inversa de 5 ou 3 mícrones disponíveis comercialmente e um detector de ultravioleta equipado com micro-células de fluxo. Os medicamentos anticonvulsivos são extraídos de 200 microL de soro contendo 50 mg de ciclopal por litro como padrão interno, por eluição de uma coluna Bond-Elut com 300 microL de metanol. Uma alíquota de 5 microL do eluato é aplicada a uma coluna analítica e eluídas com uma fase móvel de acetonitrilo/metanol/ tampão fosfato, 20 mmol/L, pH 3,7 (13,5/35/51,5 por vol), a um caudal de 3,0 mL/min e a 50 graus C. A detecção está a 210 ou 195 nm. [45]

Kabra PM, Stafford BE, Marton LJ apresentou um método para determinar simultaneamente cinco anticonvulsivos [fenobarbital, fenitoína (difenil-hidantoína), primidona, etosuximida, e carbamazepina] em apenas 25 microlitros de soro. As proteínas são precipitadas com uma solução de acetonitrilo contendo hexobarbital como padrão interno. Os anticonvulsivos são eluídos a partir de uma coluna de fase reversa com uma fase móvel constituída por um tampão de acetonitrilo/phosphate (19/81 por vol) a uma taxa de fluxo de 3,0 ml/min. Os medicamentos eluídos são detectados pela sua absorção a 195 nm, e quantidades estimadas a partir das suas alturas de pico. Cada análise requer cerca de 14 min. a uma temperatura óptima de coluna de 50 graus C. [46]

METODOLOGIA

A autorização da comissão de ética foi retirada do Conselho de Revisão Institucional do Hospital St.Martha's.

I. Desenvolvimento do método de padronização
Instrumento e software

O sistema HPLC consistiu numa bomba cromatográfica líquida Shimadzu LC-10AT, injector manual SIL-10a e detector de absorção SPD-10A UV-VIS (Shimadzu, Kyoto, Japão). As separações cromatográficas foram realizadas utilizando um Luna Phenomenex 5p I.D. de 250 mm X 4,6 mm, coluna analítica C18 (Phenomenex, EUA). Um módulo de pré-coluna Guard-Pak (Phenomenex, EUA) contendo uma inserção de cartucho ODS foi colocado em série imediatamente antes da coluna analítica.

Fármacos e produtos químicos

Phenytoin foi fornecido como amostra de presente pelo Laboratório do Dr. Reddy (Hyderabad) e Phenobarbitone (Padrão Interno) foi fornecido como amostra de presente pelo Prof. S.D. Rajendran (Ooty). Os solventes utilizados eram de qualidade HPLC e todos os outros produtos químicos e reagentes eram de qualidade analítica.

Preparação da solução padrão

Uma solução de reserva contendo 1mg/ml cada de fenobarbital e fenitoína foi preparada em fase móvel. Os padrões de calibração (0,5,1,10,20,30,40,50,60,70,80,90,100,200, 400,1000 pg/ml) foram preparados e utilizados para uma exactidão, precisão e recuperação determinadas. Todas as soluções foram armazenadas em -20°c entre utilizações.

Condições cromatográficas

A fase móvel consistiu em tampão fosfato (25mM) - acetonitrilo (53,4 : 46,6, v/v) a pH ajustado a 7,0 com 0,5 M NaOH. O tampão foi sempre preparado de fresco, desgaseificado e filtrado utilizando filtro de membrana de 0,2pm. O fosfato dihidrogenofosfato (KH2PO4) é dissolvido em 1L de água bidestilada. A cromatografia foi realizada à temperatura ambiente (cerca de 25°c). A fase móvel foi bombeada a um caudal isocrático de 1,2ml/min à temperatura ambiente. O comprimento de onda de detecção de UV foi fixado em 258 nm. O eluente foi detectado utilizando um detector de UV/VIS ajustado a 258 nm.

II. Método de recolha de dados:

Sítio de estudo
Os dados foram obtidos de futuras séries de pacientes que foram admitidos nas enfermarias de Medicina e Pediatria do Hospital St. Martha's.

Período de estudo:
O estudo foi realizado por um período de 8 meses, de Julho de 2007 a Fev 2008.

CRITÉRIOS DE ESTUDO:
Critérios de inclusão:
Pacientes internos de ambas as enfermarias de medicina e pediatria que estavam a tomar fenitoína.

Critérios de Exclusão:
Pacientes Externos, Gravidez e Lactação.

O formulário de consentimento informado foi preparado (Anexo 1) e o consentimento informado foi obtido dos pacientes ou dos seus familiares que estavam inscritos no estudo.

As amostras de sangue (2 ml) dos pacientes foram retiradas em diferentes intervalos de tempo para diferentes pacientes uma vez que estes tenham atingido um estado estável.

As amostras de sangue foram centrifugadas a 3000 rpm durante 5 min e o soro (~ 1 ml) foi separado. A cada 500pl de amostra de soro, o padrão interno (I.S.) (500 pl de 50pg/ml de solução fenobarbital) foi adicionado e precipitado com 0,5 ml de acetonitrilo, vortexado durante 1 min e centrifugado a 11000 rpm durante 5 min. o sobrenadante foi transferido para um tubo limpo com rótulo semelhante, re-centrifugado durante 3 min. e o sobrenadante foi filtrado através de um conjunto de filtração equipado com filtro de membrana de 0,2pm. Vinte microlitros do filtrado foram injectados na coluna de HPLC.

As concentrações de soro foram determinadas a partir da área do cromatograma.

Os dados de concentrações de soro de tempo Vs obtidos foram submetidos a modelação farmacocinética populacional utilizando Modelação de Efeitos Mistos Não Lineares (NONMEM).

RESULTADOS

Durante os 8 meses de estudo, 20 pacientes consecutivos que receberam fenitoína em medicina e departamentos pediátricos do Hospital St. Martha's foram inscritos de acordo com os critérios de inclusão.

5.1 Classificação dos doentes em função do sexo

Dos 20 pacientes, 11(55%) eram homens e 9(45%) eram mulheres. Os detalhes são apresentados no quadro 2 e na figura 1.

Quadro 1 Classificação dos doentes em função do sexo

Sexo	Homem	Feminino
Número	11	9
Percentagem	55	45

Fig 1. Género Vs No. de Pacientes

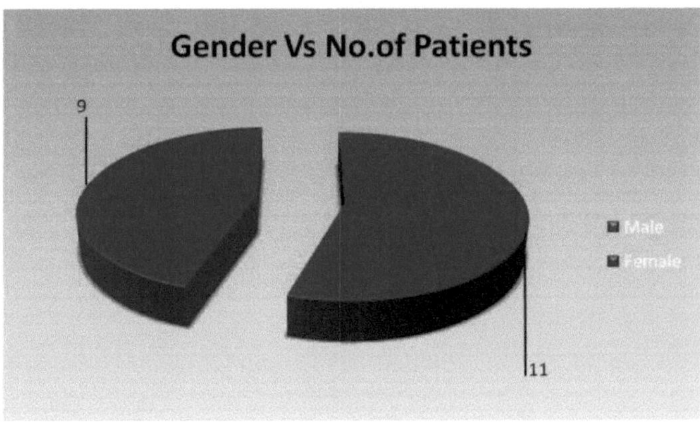

5.2 Divisão dos pacientes com base na sua idade

A idade dos pacientes inscritos no estudo variou entre 1-75 anos com a média de 27.885 anos. A maioria dos doentes [14(70%)] pertencia ao grupo etário dos 15-60 anos. Os detalhes são apresentados no quadro 2 e na figura 2.

Quadro 2 Divisão dos pacientes com base na sua idade

Grupo etário	Nº de Pateints	Percentagem
0- 14 (pediatria)	2	10
15-60 adultos	14	70
>60 (Geriatria)	4	20

Fig. 2. Grupo etário vs. nº de doentes

5.2 Divisão dos pacientes com base na sua história passada

A maioria dos pacientes 16(80%) admitidos em Medicina e enfermaria pediátrica foram diagnosticados pela primeira vez com Epilepsia. Os detalhes são apresentados no quadro 3 e na figura 3.

Tabela 3 Divisão dos pacientes com base na sua história passada

Tipo de apreensão	N.º de Pateints	Percentagem
Caso conhecido de Epilepsia	4	20
Primeira vez diagnosticada com epilensia	16	80

Fig 3. História passada vs nº de doentes

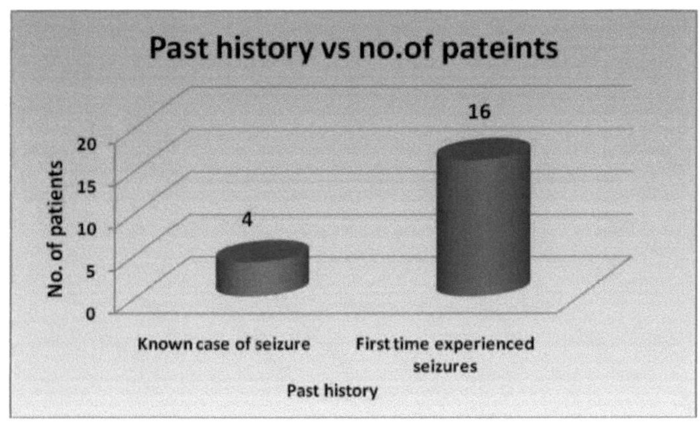

5.3 Divisão de pacientes com base em condições co-mórbidas

7(35%) doentes foram admitidos com co-morbilidades. Os detalhes são apresentados no quadro 4 e na figura 4.

Quadro 4 Divisão de pacientes com base em condições co-mórbidas

Condições Co-mórbidas	Nº de Pateints	Percentagem
Hipertensão arterial	3	15
Diabetes Mellitus	4	20
Neuroleptospirose	1	5
Envenenamento por organofosforados	1	5
Perturbação respiratória	2	10
Desordem depressiva	1	5
Encefalopatia	1	5
Asma	1	5
Koch Pulmonar	1	5

Fig 4. Condições co-mórbidas vs nº de doentes

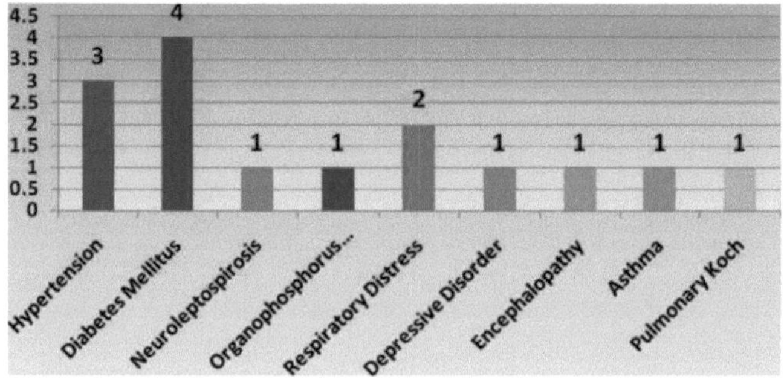

5.4 Divisão de pacientes com base no ROA

IV A infusão foi administrada a 10(50%) dos doentes. Os detalhes são apresentados no quadro 5 e na figura 5.

Quadro 5. Divisão dos doentes com base no ROA

ROA	Nº de Pacientes	Percentagem
Oral	10	50
IV Infusão	10	50

Fig 5. Via de administração Vs. n.º de doentes

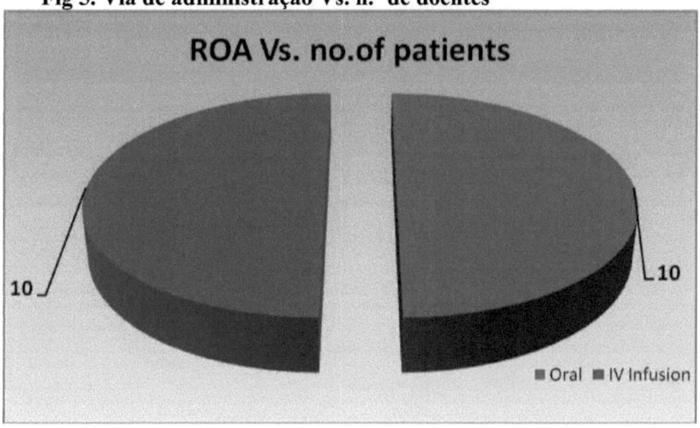

5.5 Divisão dos pacientes com base na frequência de administração

A dose múltipla foi administrada a 12(60%) doentes. Os detalhes da frequência de administração da dose são apresentados no quadro 6 e na figura 6.

Quadro 6: Divisão dos pacientes com base na frequência da administração.

Frequência	Nº de Pacientes	Percentagem
OD	5	25
BID	3	15
TID	12	60

Fig 6. Frequência da administração Vs no.de pacientes

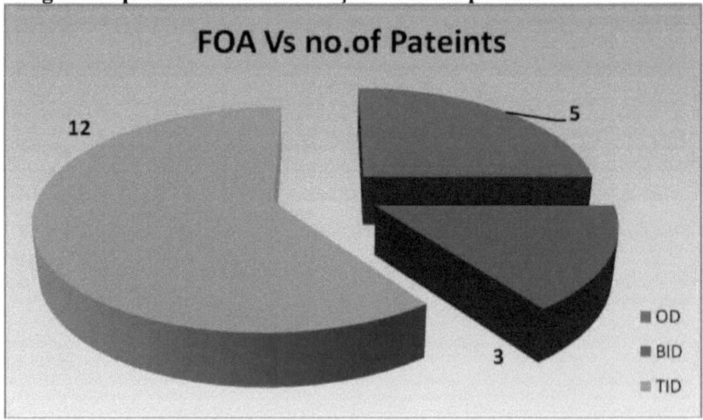

5.7 Divisão dos pacientes com base na dose de carga

A dose de carregamento foi administrada a 13(65%) doentes. Os detalhes são apresentados no quadro 7 e na figura 7.

Quadro 7: Divisão dos pacientes com base na dose de carga

Condição	Nº de Pateints	Percentagem
Dose de carregamento dada	13	65
Dose de carregamento não dada	7	35

Figura 7: Dose de carregamento vs Número de pacientes

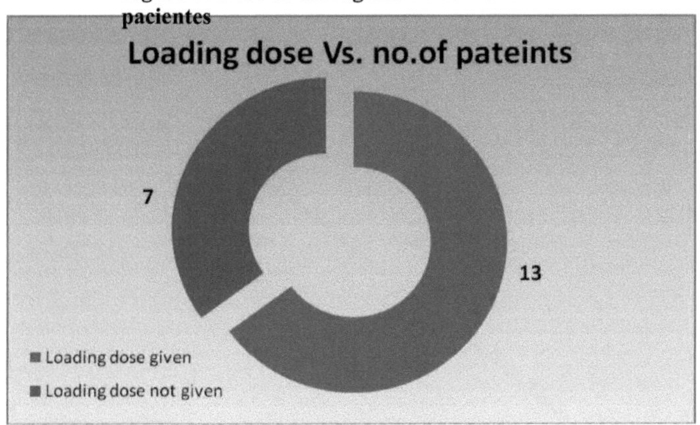

Gráfico padrão		
Conc (ng)	AUC	RT
10	0.5095	11.62
20	0.904	11.99
30	1.0445	12.03
40	1.6062	12.053
50	1.6517	12.09
60	2.7742	12.09
70	2.7725	12.07
80	3.289	12.11
90	3.2637	12.12
100	5.2974	12.13
200	9.6083	12.14
400	17.9948	12.15
600	22.7134	12.17
800	29.9382	12.17
000	39.1971	12.14

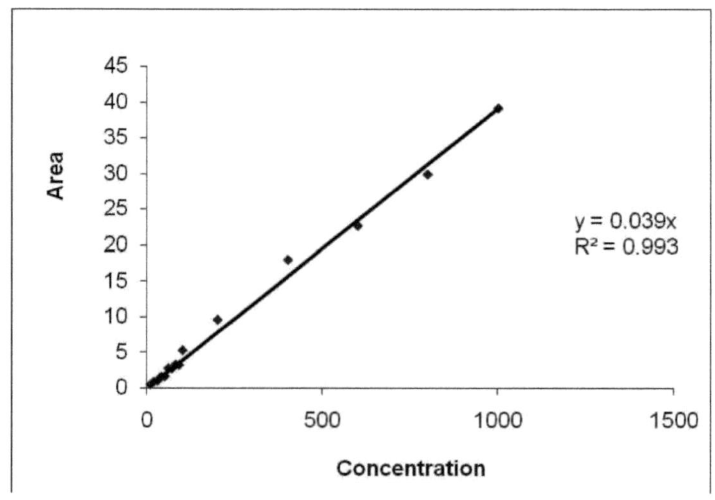

5.8. DETERMINAÇÃO DAS CONCENTRAÇÕES DE SORO

As concentrações de soro foram determinadas a partir dos cromatogramas obtidos após a análise por HPLC. Os cromatogramas representativos de poucas amostras são mostrados nas figuras.

Fig 9: Os cromatogramas representativos indicando as concentrações de soro usando HPLC

Cromatograma de amostra de soro de paciente - I

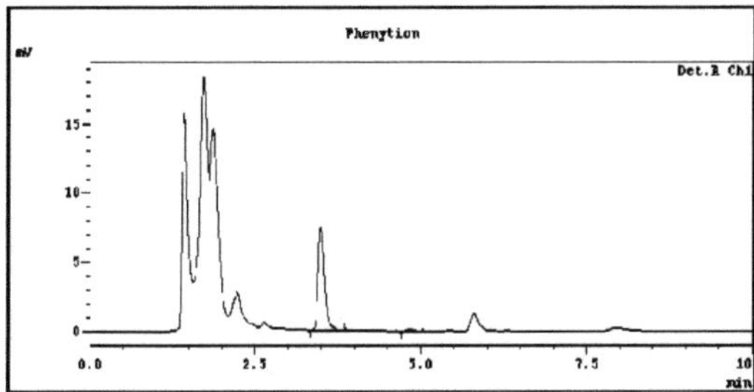

Cromatograma de amostra de soro do doente - II

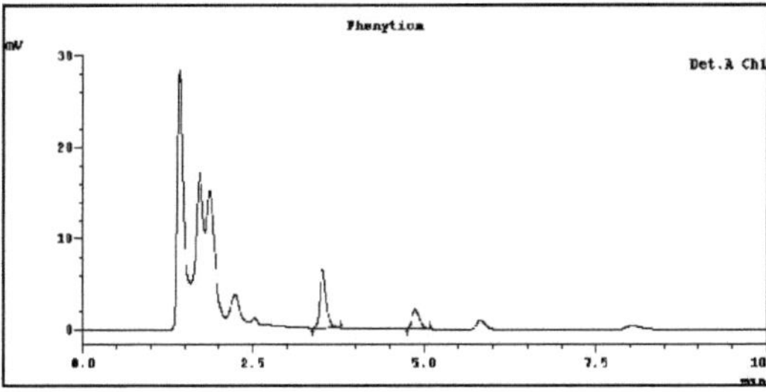

Cromatograma de amostra de soro do doente -
III

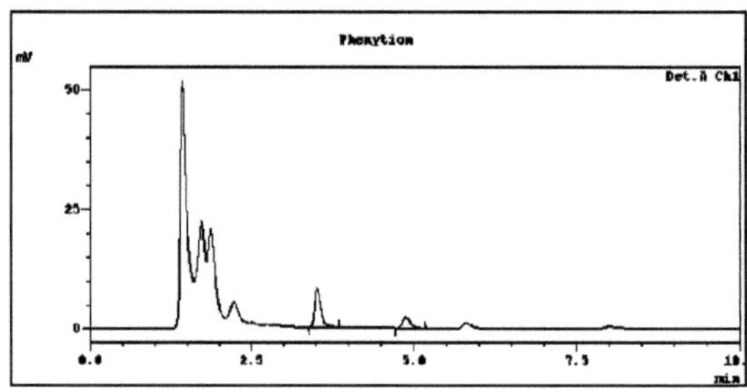

Cromatograma de amostra de soro do doente -
IV

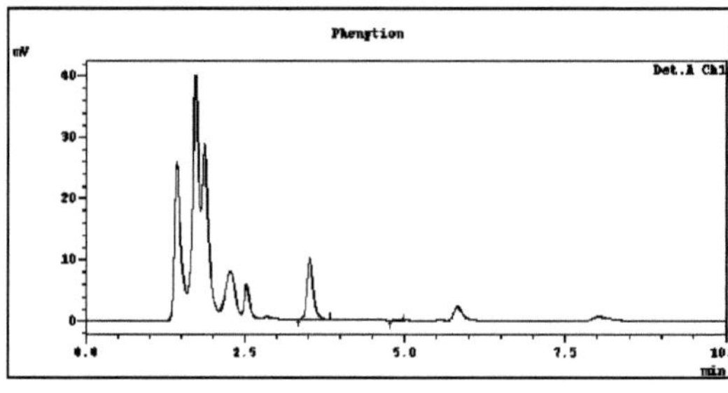

5.9 Determinação das concentrações de soro após terapia oral

As concentrações séricas determinadas em diferentes momentos após a administração oral são apresentadas no quadro seguinte

Tabela 9: Tabela de concentrações séricas de fenitoína Vs tempo em terapia oral

Amostra	Tempo (hr:min)*	Conc em mcg/ml
P2a^	00:40	01.69
P2b*	08:40	04.97
P4a	02:46	27.01
P4b	11:10	19.68
P5a	13:00	02.71
P5b	22:47	11.71
P7a	01:15	09.71
P7b	09:45	10.73
P8a	05:00	05.11
P8b	12:00	02.57
P9a	02:15	44.9
P9b	09:15	34.2
P10a	03:00	06.99
P10b	10:18	14.4
P12a	24:00	01.06
P12b	07:50	25.9
P13a	03:00	09.34
P15a	06:00	42.4
P15b	12:00	44.8
P17a	02:20	34.22
P18a	08:00	25.94
P18b	24:00	31.74
P19a	14:00	07.79
P19b	18:00	44.91

Nota: * Indica o tempo de retirada de amostras de sangue após a administração do medicamento, uma vez que o paciente tenha atingido o estado estável.

P' indica o doente, **numérico** indica o número de doentes, **'a'** indica a primeira amostra e **'b'** indica a segunda amostra

^ P2a indica o doente 1, primeira amostra.

- P2b indica o doente 1, segunda amostra

6.0 Determinação das concentrações de soro após infusão IV

As concentrações séricas determinadas em diferentes pontos de tempo após a infusão IV são mostradas na tabela seguinte

Quadro 10: Tabela de concentrações séricas de fenitoína Vs tempo em infusão IV

Amostra	Tempo (hr:min)	Conc em mcg/ml
P1a	01:00	05.77
P1b	11:00	03.77
P3a	02:00	31.89
P3b	09:00	28.52
P6a	00:55	14.61
P6b	06:00	14.65
P6c	10:20	13.83
P11a	02:15	43.6
P11b	05:45	50.4
P14a	07:00	80.59
P14b	12:00	92.1
P16a	06:00	12.67
P16b	10:30	28.98
P20a	04:00	46.2
P20b	08:00	36.73

Nota:

* Indica o tempo de retirada das amostras de sangue após o início da infusão, uma vez que o paciente tenha atingido o estado estável.

P' indica o doente, **numérico** indica o número de doentes, **'a'** indica a primeira amostra e **'b'** indica a segunda amostra

^ P1a indica paciente 1, primeira amostra

- P1b indica o doente 1, segunda amostra

6.1 Modelação Farmacocinética da População

Os dados orais de 10 pacientes foram submetidos a modelização farmacocinética populacional usando NONMEM e o programa para o mesmo é mostrado abaixo.

Tabela 11L Programa NONMEM executado para os dados orais de 10 pacientes

Os dados das concentrações de soro de fenitoína Vs tempo foi executado em NONMEM mostra

```
$PROB PHENYTOIN PK
$INPUT ID TIME DV AMT DOSE MDV SEXO IDADE
$DATA ..FENY.csv IGNORE #
$SUBR ADVAN1 TRAN2
$PK
; MODELO COVARIÁVEL
  TVCL=THETA(1)
  TVV=THETA(2)
; MODELO PARA VARIABILIDADE ALEATÓRIA ENTRE SUJEITOS
  CL=TVCL*EXP(ETA( 1))
  V=TVVV*EXP(ETA(2))
; CONCENTRAÇÕES DE ESCALA
  S2=V
$ERROR
  Y=F*EXP(EPS(1))+EPS(2)
  IPRED=F
$THETA
  (0,1,20) ; CL
  (0.1,1.0);V
$OMEGA
  0.2 ; PPVCL
  0.2 ; PPVV
$SIGMA 0.02
    0.1
$EST MAX=9990 SIG=3 PRINT=1 METHOD=COND INTER
$COV
$SCATTER PRED VS DV
SSCATTER WRES VS DV
SSCATTER PRED VS WRES
SSCATTER WRES VS AGE
TEMPO DE ID ESTÁVEL Y
ONEHEADER NOPRINT FILE=pheny.fit
ID ESTÁVEL IDADE V SEXO
ONEHEADER NOAPPEND NOPRINT FILE=pheny_cov.fit
```

PROGRAMA MODELO DE EFEITOS MISTOS NÃO LINEARES (NONMEM) VERSÃO DE DUPLA PRECISÃO NONMEM V NÍVEL 1.1 DESENVOLVIDO E PROGRAMADO POR STUART BEAL E LEWIS SHEINER

PROBLEMA Nº.:   1

PHENYTOIN PK

CHECKOUT DE DADOS EXECUTADO: NÃO

CONJUNTO DE DADOS LOCALIZADO NA UNIDADE Nº: 2

ESTA UNIDADE A SER REBOBINADA: NÃO

NÃO. DE DADOS NO CONJUNTO DE DADOS: 30

NÃO. DE ITENS DE DADOS NO CONJUNTO DE DADOS: 9

ID ITEM DE DADOS É ITEM DE DADOS Nº: 1

DEP VARIÁVEL É ITEM DE DADOS Nº..: 3

MDV DATA ITEM É DATA ITEM Nº: 6

ÍNDICES PASSADOS PARA A SUB-ROTINA PRED:

9 2 4 0 0 0 0 0 0 0 0

ETIQUETAS PARA ARTIGOS DE DADOS:

ID TIMEDVAMT   DOSE MDV IDADE SEXO EVIDÊNCIA

0(NÃO EM BRANCO) ETIQUETAS PARA ARTIGOS PRÉ-DEFINIDOS:

   CL VY

FORMATO DE DADOS: (8E6.0,1F2.0)

TOT. NÃO. DE OBS RECS: 18

TOT. NÃO. DE INDIVÍDUOS: 10

COMPRIMENTO DO THETA: 2

OMEGA TEM FORMA DIAGONAL SIMPLES COM DIMENSÃO: 2

SIGMA TEM FORMA DIAGONAL SIMPLES COM DIMENSÃO: 2

ESTIMATIVA INICIAL DO THETA:

LIMITE INFERIOR INICIAL EST LIMITE SUPERIOR

0.   1000E-010.   1000E+000.1000E+07

0.   1000E-010.   8000E+010.1000E+07

0INICIAL ESTIMATIVA DE ÓMEGA:

0.1000E+00

0.0000E+000 .1000E+00

0INICIAL ESTIMATIVA DE SIGMA:

0.2000E-01

0.0000E+000 .1000E+00

0ESTIMATION STEP OMITTED: NO

ESTIMATIVAS CONDICIONAIS UTILIZADAS: SIM

ETA CENTRADA: NÃO

INTERACÇÃO EPS-ETA: SIM

OBJ. LAPLACIAN OBJ. FUNC.:   NÃO

NÃO. DE FUNCT. EVALS. PERMANENTE: 9990

NÃO. DE SIG. NÚMEROS NECESSÁRIOS: 3

IMPRESSÃO INTERMÉDIA: SIM

ESTIMAR A PRODUÇÃO PARA MSF:NO

PASSO DE COVARIÂNCIA OMITIDO: NÃO

EIGENVLS. IMPRIMIDO: NÃO

CÁLCULO ESPECIAL: NÃO

FORMATO COMPRIMIDO: NÃO

PASSO DAS TABELAS OMITIDO: NÃO

NÃO. DE TABELAS: 2

-- QUADRO 1 -

IMPRIMIDO: NÃO

CABEÇALHO: SIM

FICHEIRO A SER ENCAMINHADO: NÃO

ARTIGOS ESCOLHIDOS PELO UTILIZADOR

NA ORDEM EM QUE APARECERÃO NA TABELA:

  ID TIME Y

-- QUADRO 2 --

COLUNAS ANEXAS: NÃO

IMPRIMIDO: NÃO

CABEÇALHO: SIM

FICHEIRO A SER ENCAMINHADO: NÃO

ARTIGOS ESCOLHIDOS PELO UTILIZADOR

NA ORDEM EM QUE APARECERÃO NA TABELA:

  ID CL V IDADE SEXUAL

PASSO DE DISPERSÃO OMITIDO: NÃO

FAMÍLIAS DE SCATTERPLOTS: 4

- SCATTERPLOT 1 -

LINHA DE DECLIVE DA UNIDADE:NÃO

ARTIGOS A SEREM ESPALHADOS: DV PRED

- SCATTERPLOT 2 -

LINHA DE DECLIVE DA UNIDADE:NÃO

ARTIGOS A SEREM ESPALHADOS: DV WRES

- SCATTERPLOT 3 -

LINHA DE DECLIVE DA UNIDADE:NÃO

ARTIGOS A SEREM ESPALHADOS: PRED ESCREVIDO

- SCATTERPLOT 4 -

LINHA DE DECLIVE DA UNIDADE:NÃO

ARTIGOS A DISPERSAR: LUTA CONTRA A IDADE

VERSÃO DE PRECISÃO DUPLA PREDPP VERSÃO IV NÍVEL 1.1

MODELO DE UM COMPARTIMENTO (ADVAN1)

Nº MÁXIMO. DE PARÂMETROS BÁSICOS DE PK: 2

PARÂMETROS BÁSICOS DE PK (APÓS TRADUÇÃO):

TAXA DE ELIMINAÇÃO (K) É PARÂMETRO BÁSICO PK NO.: 1 TRADUTOR
CONVERTERÁ OS PARÂMETROS CLEARANCE (CL) E VOLUME (V)
PARA K (TRANS2)

ATRIBUTOS DO COMPARTIMENTO

COMPT. NÃO. FUNÇÃO LIGA/DESLIGA INICIAL ESTADO POR DEFEITO DA DOSE

PERMITIDA PARA DOSE PERMITIDA PARA OBS.

| 1 | CENTRAL ONNOYES | SIM SIM SIM |
| 2 | OUTPUT OFF SIM | NONONO |

PARÂMETROS PK ADICIONAIS - ATRIBUIÇÃO DE FILAS EM GG COMPT. NÃO. ÍNDICES

BIODISPONIBILIDADE EM ESCALA.   ORDEM ZERO TAXA DE ABSORÇÃO DE

FRACÇÕES DE ORDEM ZERO

LAG DE DURAÇÃO

| 1 | ***** |
| 2 | 3---- |

- PARÂMETRO NÃO É PERMITIDO PARA ESTE MODELO

* O PARÂMETRO NÃO É FORNECIDO PELA SUB-ROTINA PK; SE FOR O CASO, SERÁ

FORNECIDO POR DEFEITO A UM

OS ÍNDICES DE ITEM DE DADOS UTILIZADOS PELA PRED SÃO:

EVENT ID DATA ITEM É DATA ITEM NO.:   9

ITEM DE DADOS DE TEMPO É ITEM DE DADOS NO.:   2

ITEM DE DADOS DE QUANTIDADE DE DOSE É ITEM DE DADOS Nº..: 4

PK SUB-ROTINA CHAMADA COM TODOS OS REGISTOS DE EVENTOS.

PK SUB-ROTINA NÃO CHAMADA A NÃO SER EM TEMPOS DE DOSE (ADICIONAL OU ATRASADA).

SUB-ROTINA DE ERRO CHAMADA COM CADA REGISTO DE EVENTO.

MONITORIZAÇÃO DA PESQUISA:

ITERAÇÃO Nº: 0 VALOR OBJECTIVO: 0,6474E+03 Nº. DE FUNC. EVALS.: 6 N.º CUMULATIVO. DE FUNC. EVALS.: 6

PARÂMETRO: 0,1000E+00 0,1000E+00 0,1000E+00 0,1000E+00 0,1000E+00 0,1000E+00 GRADIENTE: -0,1194E+04 0,1438E+04 -0,4959E+03 -0,4959E+03 -0,9649E+04 -0,7854E+01 ITERAÇÃO Nº: 1

VALOR OBJECTIVO: 0,1495E+03 Nº. DE FUNC. EVALS.: 7

NÃO CUMULATIVO. DE FUNC. EVALS.: 13

PARÂMETRO: 0,1371E+00 0,5528E-01 0,1154E+00 0,1154E+00 0,4000E+00 0,1002E+00 GRADIENTE: -0,2917E+03 0,7561E+03 0,5776E+01 0,5776E+01 -0,4723E+02 -0,5572E+00 ITERAÇÃO Nº: 2 VALOR OBJECTIVO: 0,1438E+03 Nº. DE FUNC. EVALS.: 9 N.º CUMULATIVO DE FUNC. EVALS.: 22

PARÂMETRO: 0,1449E+00 0,3455E-01 0,1151E+00 0,1151E+00 0,3978E+00 0,1003E+00 GRADIENTE: 0,2747E+03 -0,1186E+04 -0,3707E+02 -0,3707E+02 -0,4634E+02 -0,1910E+01 ITERAÇÃO NO.:   3

VALOR OBJECTIVO: 0,1432E+03 NO. DE FUNC. EVALS.: 7

NÃO CUMULATIVO. DE FUNC. EVALS.: 29

PARÂMETRO: 0,5075E+00 0,1382E+00 0,1646E+00 0,1646E+00 0,3660E+00 0,1064E+00 GRADIENTE: -0,1185E+02 0,4465E+02 -0,3559E+01 -0,3559E+01 -0,4343E+02 -0,1327E+01 ITERAÇÃO Nº: 4 VALOR OBJECTIVO: 0,1432E+03 N.º DE FUNC. EVALS. : 9 N.º CUMULATIVO DE FUNC. EVALS.: 38

PARÂMETRO: 0,5064E+00 0,1376E+00 0,1709E+00 0,1709E+00 0,3654E+00 0,1097E+00 GRADIENTE: -0,1061E+02 0,4009E+02 -0,8318E-01 -0,8318E-01 -0,4334E+02 -0,1297E+01 ITERAÇÃO NO.:   5

VALOR OBJECTIVO: 0,1431E+03 NO. DE FUNC. EVALS.: 7

NÃO CUMULATIVO. DE FUNC. EVALS.: 45

PARÂMETRO: 0,5041E+00 0,1369E+00 0,1702E+00 0,1702E+00 0,3657E+00 0,2379E+00 GRADIENTE: -0,1101E+02 0,4159E+02 -0,6998E+00 -0,6998E+00 -0,4470E+02 0,8210E+00 ITERAÇÃO Nº: 6 VALOR OBJECTIVO: 0,1426E+03 Nº. DE FUNC. EVALS.:11 NO. CUMULATIVO DE FUNC. EVALS.: 56

PARÂMETRO: 0,3696E+00 0,9992E-01 0,1656E+00 0,1656E+00 0,3827E+00 0,4732E-01 GRADIENTE: -0,1362E+02 0,5206E+02 -0,1791E+01 -0,1791E+01 -0,3269E+02 -0,1519E+01 ITERAÇÃO Nº: 7 VALOR OBJECTIVO: 0,1419E+03 Nº. DE FUNC. EVALS.: 7 N.º CUMULATIVO. DE FUNC. EVALS.: 63

PARÂMETRO: 0,1190E+00 0,3022E-01 0,1645E+00 0,1646E+00 0,4133E+00 -0,2168E-01 GRADIENTE: 0,4901E+02 -0,1959E+03 -0,1626E+01 -0,1627E+01 -0,2033E+02 0,8939E+00 ITERAÇÃO NO.: 8 VALOR OBJECTIVO: 0,1418E+03 NO. DE FUNC. EVALS.: 7

NÃO CUMULATIVO. DE FUNC. EVALS.: 70

PARÂMETRO: 0,1553E+00 0,4068E-01 0,1632E+00 0,1634E+00 0,4094E+00 -0,1206E-01 GRADIENTE: 0.3696E+01 -0.9056E+01 -0.1284E+01 -0.1285E+01 -0.2101E+02 0.4911E+00

ITERAÇÃO Nº.: 9 VALOR OBJECTIVO: 0,1417E+03 Nº. DE FUNC. EVALS.: 9

NÃO CUMULATIVO. DE FUNC. EVALS.: 79

PARÂMETRO: 0,1061E+00 0,2786E-01 0,1594E+00 0,1605E+00 0,4164E+00 -0,6574E-01 GRADIENTE: 0,2574E+02 -0,9494E+02 -0,2968E+01 -0,2987E+01 -0,1918E+02 0,2018E+01 ITERAÇÃO NO.: 10 VALOR OBJECTIVO: 0,1415E+03 NO. DE FUNC. EVALS.: 7 N.º CUMULATIVO. DE FUNC. EVALS.: 86

PARÂMETRO: 0,7115E-01 0,1902E-01 0,1503E+00 0,1673E+00 0,4212E+00 -0,1606E+00 GRADIENTE: 0,7294E+02 -0,2988E+03 -0,4151E+01 -0,4622E+01 -0,1898E+02 0,1163E+01 ITERAÇÃO NO.: 11 VALOR OBJECTIVO: 0,1414E+03 NO. DE FUNC. EVALS.: 7 N.º CUMULATIVO. DE FUNC. EVALS.: 93

PARÂMETRO: 0,6160E-01 0,1685E-01 0,1112E+00 0,2057E+00 0,4228E+00 -0,2028E+00 GRADIENTE: 0,7301E+02 -0,3037E+03 -0,6807E+00 -0,1260E+01 -0,1818E+02 0,3663E+00 ITERAÇÃO NO.: 12 VALOR OBJECTIVO: 0,1414E+03 NO. DE FUNC. EVALS.: 7 N.º CUMULATIVO. DE FUNC. EVALS.: 100

PARÂMETRO: 0,5887E-01 0,1627E-01 0,9365E-01 0,2218E+00 0,4234E+00 -0,2138E+00 GRADIENTE: 0,6833E+02 -0,2848E+03 0,8386E+00 0,1986E+01 -0,1762E+02 0,1964E+00 ITERAÇÃO NO.: 13 VALOR OBJECTIVO: 0,1413E+03 NO. DE FUNC. EVALS.: 8 N.º CUMULATIVO. DE FUNC. EVALS.: 108

PARÂMETRO: 0,4506E-01 0,1359E-01 0,8646E-01 0,2186E+00 0,4266E+00 -0,2800E+00 GRADIENTE: 0,4372E+02 -0,1723E+03 0,4808E-01 0,1216E+00 -0,1695E+02 -0,6759E+00 ITERAÇÃO NO.: 14 VALOR OBJECTIVO: 0,1413E+03 NO. DE FUNC. EVALS.:14 N.º CUMULATIVO DE FUNC. EVALS.: 122

PARÂMETRO: 0,4506E-01 0,1359E-01 0,8646E-01 0,2186E+00 0,4266E+00 -0,2800E+00 GRADIENTE: 0,4240E+02 -0,2039E+03 0,4808E-01 0,1216E+00 -0,1703E+02 -0,6772E+00 ITERAÇÃO NO.: 15 VALOR OBJECTIVO: 0,1413E+03 NO. DE FUNC. EVALS.:11 NO. CUMULATIVO DE FUNC. EVALS.: 133

PARÂMETRO: 0,5897E-01 0,1711E-01 0,9273E-01 0,2173E+00 0,4251E+00 -0,2569E+00 GRADIENTE: -0,1007E+02 0,4377E+02 0,5134E+00 0,1203E+01 -0,1661E+02 -0,4883E+00 ITERAÇÃO Nº: 16 VALOR OBJECTIVO: 0,1412E+03 Nº. DE FUNC. EVALS.:13 NO. CUMULATIVO DE FUNC. EVALS.: 146

PARÂMETRO: 0.3923E-01 0.1270E-01 0.9045E-01 0.2090E+00 0.4301E+00 -0.2840E+00 GRADIENTE: 0.2848E+01 -0.1435E+02 -0.8782E+00 -0.2029E+01 -0.1595E+02 -0.7302E+00

ITERAÇÃO Nº: 17 VALOR OBJECTIVO: 0,1412E+03 Nº. DE FUNC. EVALS.:12 N.º CUMULATIVO DE FUNC. EVALS.: 158

PARÂMETRO: 0,3433E-01 0,1162E-01 0,8731E-01 0,2095E+00 0,4314E+00 -0,2890E+00 GRADIENTE: 0,2136E+02 -0,1126E+03 -0,1065E+01 -0,2557E+01 -0,1581E+02 -0,7558E+00 ITERAÇÃO Nº: 18 VALOR OBJECTIVO: 0,1410E+03 Nº. DE FUNC. EVALS.:15

NÃO CUMULATIVO. DE FUNC. EVALS.: 173

PARÂMETRO: 0,2281E-01 0,9563E-02 0,6179E-01 0,2218E+00 0,4435E+00 -0,2191E+00 GRADIENTE:

0,2556E+02 -0,1687E+03 -0,7792E-01 -0,2798E+00 -0,1128E+02 0,2283E+00 ITERAÇÃO NO.: 19 VALOR OBJECTIVO: 0,1410E+03 NO. DE FUNC. EVALS.:11 NO. CUMULATIVO DE FUNC. EVALS.: 184 PARÂMETRO: 0,2554E-01 0,1032E-01 0,5589E-01 0,2252E+00 0,4472E+00 -0,1822E+00 GRADIENTE: -0,2868E+02 0,1712E+03 0,4158E+00 0,1676E+01 -0,9080E+01 0,9076E+00 ITERAÇÃO Nº: 20 VALOR OBJECTIVO: 0,1409E+03 Nº. DE FUNC. EVALS.:13 NO. CUMULATIVO DE FUNC. EVALS.: 197 PARÂMETRO: 0,1624E-01 0,8618E-02 0,4071E-01 0,2285E+00 0,4545E+00 -0,1951E+00 GRADIENTE: 0,2601E+02 -0,2192E+03 0,2184E+00 0,1225E+01 -0,7934E+01 0,8095E+00 ITERAÇÃO NO.: 21 VALOR OBJECTIVO: 0,1409E+03 NO. DE FUNC. EVALS.:11 NO. CUMULATIVO DE FUNC. EVALS.: 208 PARÂMETRO: 0,1866E-01 0,9122E-02 0,4440E-01 0,2252E+00 0,4540E+00 -0,2066E+00 GRADIENTE: -0,3062E+01 0,2221E+02 0,2051E+00 0,1040E+01 -0,8012E+01 0,5274E+00 ITERAÇÃO Nº: 22 VALOR OBJECTIVO: 0,1408E+03 Nº. DE FUNC. EVALS.:13 NO. CUMULATIVO DE FUNC. EVALS.: 221 PARÂMETRO: 0,8046E-02 0,7792E-02 0,2406E-01 0,2147E+00 0,4746E+00 -0,2573E+00 GRADIENTE: 0,3025E+02 -0,4735E+03 0,1714E+00 0,1530E+01 -0,6304E+01 -0,1060E+00 ITERAÇÃO NO.: 23 VALOR OBJECTIVO: 0,1391E+03 NO. DE FUNC. EVALS.:11 N.º CUMULATIVO DE FUNC. EVALS.: 232 PARÂMETRO: 0,8178E-02 0,8100E-02 0,2438E-01 0,2026E+00 0,4838E+00 -0,2667E+00 GRADIENTE: 0,7070E+02 -0,1058E+04 0,2915E+01 0,2422E+02 -0,7626E+01 -0,4224E+00 ITERAÇÃO NO.: 24 VALOR OBJECTIVO: 0,1388E+03 NO. DE FUNC. EVALS.:11 N.º CUMULATIVO DE FUNC. EVALS.: 243 PARÂMETRO: 0,3817E-02 0,7959E-02 0,6960E-01 0,1379E+00 0,5021E+00 -0,2845E+00 GRADIENTE: 0,4017E+02 -0,1244E+04 -0,1072E+02 -0,2124E+02 -0,6013E+01 -0,8592E+00 ITERAÇÃO NO.: 25 VALOR OBJECTIVO: 0,1384E+03 NO. DE FUNC. EVALS.:11 N.º CUMULATIVO DE FUNC. EVALS.: 254 PARÂMETRO: 0,8369E-02 0,8594E-02 0,9003E-01 0,1302E+00 0,4951E+00 -0,2688E+00 GRADIENTE: 0,1503E+02 -0,2121E+03 -0,8378E+01 -0,1212E+02 -0,5055E+01 -0,7653E+00 ITERAÇÃO NO.: 26 VALOR OBJECTIVO: 0,1384E+03 NO. DE FUNC. EVALS.:11 NO. CUMULATIVO DE FUNC. EVALS.: 265 PARÂMETRO: 0,1040E-01 0,8747E-02 0,1194E+00 0,1242E+00 0,4878E+00 -0,1933E+00 GRADIENTE: 0,1882E+02 -0,2176E+03 0,1412E+00 0,1468E+00 -0,5200E+01 0,4639E+00 ITERAÇÃO NO.: 27 VALOR OBJECTIVO: 0,1383E+03 NO. DE FUNC. EVALS.:11 NO. CUMULATIVO DE FUNC. EVALS.: 276 PARÂMETRO: 0,9368E-02 0,8737E-02 0,1088E+00 0,1267E+00 0,4938E+00 -0,2075E+00 GRADIENTE: 0.3735E+01 -0.4796E+02 -0.2944E+01 -0.3427E+01 -0.3988E+01 0.1695E+00 ITERAÇÃO Nº: 28 VALOR OBJECTIVO: 0,1383E+03 Nº. DE FUNC. EVALS.:11 NÃO CUMULATIVO. DE FUNC. EVALS.: 287 PARÂMETRO: 0,8834E-02 0,8784E-02 0,1133E+00 0,1251E+00 0,4985E+00 -0,2097E+00 GRADIENTE: -0.1171E+02 0.1535E+03 -0.1628E+01 -0.1797E+01 -0.2543E+01 0.1565E+00 ITERAÇÃO Nº: 29 VALOR OBJECTIVO: 0,1383E+03 Nº. DE FUNC. EVALS.:12 NÃO CUMULATIVO. DE FUNC. EVALS.: 299 PARÂMETRO: 0,6528E-02 0,8559E-02 0,1121E+00 0,1314E+00 0,5076E+00 -0,2366E+00 GRADIENTE: -0.3284E+01 0.5700E+02 0.8915E+00 0.1045E+01 -0.1010E+01 -0.1731E+00

ITERAÇÃO NO..: 30 VALOR OBJECTIVO: 0,1383E+03 Nº. DE FUNC. EVALS.:11
NÃO CUMULATIVO. DE FUNC. EVALS.: 310
PARÂMETRO: 0,5284E-02 0,8437E-02 0,1058E+00 0,1356E+00 0,5130E+00 -0,2333E+00
GRADIENTE: 0.1754E+01 -0.3906E+02 0.5946E+00 0.7621E+00 -0.2706E+00 -0.7515E-01
ITERAÇÃO NO..: 31 VALOR OBJECTIVO: 0,1383E+03 Nº. DE FUNC. EVALS.:11
NÃO CUMULATIVO. DE FUNC. EVALS.: 321
PARÂMETRO: 0.5366E-02 0.8456E-02 0.1050E+00 0.1351E+00 0.5133E+00 -0.2278E+00
GRADIENTE: 0.3984E+00 -0.9466E+01 0.1813E+00 0.2333E+00 -0.1648E+00 0.5783E-02
ITERAÇÃO NO..: 32 VALOR OBJECTIVO: 0,1383E+03 Nº. DE FUNC. EVALS.:11
NÃO CUMULATIVO. DE FUNC. EVALS.: 332
PARÂMETRO: 0,5263E-02 0,8454E-02 0,1042E+00 0,1353E+00 0,5140E+00 -0,2276E+00
GRADIENTE: 0,4494E-01 -0,1933E+01 0,7662E-02 0,9948E-02 -0,4153E-01 0,1005E-01
ITERAÇÃO NO..: 33 VALOR OBJECTIVO: 0,1383E+03 Nº. DE FUNC. EVALS.:11
NÃO CUMULATIVO. DE FUNC. EVALS.: 343
PARÂMETRO: 0.5235E-02 0.8453E-02 0.1041E+00 0.1353E+00 0.5142E+00 -0.2282E+00
GRADIENTE: -0,4652E-01 0,6231E-01 -0,6445E-02 -0,8379E-02 -0,1278E-01 0,1709E-02
ITERAÇÃO NO..: 34 VALOR OBJECTIVO: 0,1383E+03 Nº. DE FUNC. EVALS.: 0
NÃO CUMULATIVO. DE FUNC. EVALS.: 343
PARÂMETRO: 0,5235E-02 0,8453E-02 0,1041E+00 0,1353E+00 0,5142E+00 -0,2282E+00
GRADIENTE: -0,4652E-01 0,6231E-01 -0,6445E-02 -0,8379E-02 -0,1278E-01 0,1709E-02
MINIMIZAÇÃO BEM SUCEDIDA
NÃO. DE AVALIAÇÕES DE FUNÇÕES UTILIZADAS: 343
NÃO. DE SIG. DÍGITOS NA EST. FINAL: 3.3
ETABAR É A MÉDIA ARITMÉTICA DAS ETA-ESTIMATIVAS,
E O P-VALOR É DADO PARA A HIPÓTESE NULA DE QUE A VERDADEIRA MÉDIA
É 0.
ETABAR: 0.12E-01 -0.20E-01
P VAL.: 0,83E+00 0,83E+00
R ALGORITMO DE MATRIZ SINGULAR
MATRIZ DE COVARIÂNCIA NÃO ALCANÇÁVEL

********************VALOR MÍNIMO   DA FUNÇÃO
OBJECTIVA********************

138.272

THETA - VECTOR DE PARÂMETROS DE EFEITOS FIXOS *********

TH 1TH   2

1.02E-026   .71E-02

OMEGA - MATRIZ COV PARA EFEITOS ALEATÓRIOS - ETAS ********

ETA1 ETA2

ETA1

+ 1.08E-01

ETA2

+ 0.00E+00 1.83E-01

SIGMA - MATRIZ COV PARA EFEITOS ALEATÓRIOS - EPSILONS ****

EPS1 EPS2

EPS1

+ 5.29E-01

EPS2

+ 0.00E+00 5.21E-01

1° 2ª OM11 OM12 OM22 SG11 SG12 SG22

TH 1

+ 6.74E+06

TH 2

+ -1.20E+04 1.97E+04

OM11

+ -4.91E+04 -1.60E+03 7.49E+02

OM12

+ ....

OM22

+ .65E+04 4.67E+02 9.70E+01 3.............. .71E+02

SG11

+ 2.10E+04 4.21E+02 -2.81E+01 2 .... .43E+026   .19E+02

SG12

+ ....

SG22

+ -3.32E+04 -1.37E+02 1.83E+02 .....-1.70E+02-2   .71E+02 2............36E+02

******************SCATTERS*******************

PRED VS. DV

1.00E+001   .90E+013   .70E+01 PRED 5.50E+017   .30E+019   .10E+01

0.00E+00 ....
          *

                                                              *
              *
                   *
        ..

        ..

        .   **   .

        ..

9.20E+00.   *..
                                               *

        ..

               *..

         .*
                                                     .
                *..

1.84E+01..   .

              *..

DV .   ..

                **..

                        *..

2.76E+01..   .

           .*

3.68E+01..   .

        .   **   .

4.60E+01 ....

         ....

WRES VS. DV

-2.30E+00-4 .20E-011   .46E+00 WRES 3.34E+005   .22E+007   .10E+00

         ....

         ....

0.00E+00 ....

         .   *.   .

         .   *   ..

         .   *   ..

         ..   .

                 *

9.20E+00.   *.   ..

         .   *   ..

         .   *   ..

         .   .   *.

         ..   .

         ..   .

                     *..

1.84E+01....

         .   .   *.

    DV .   .   .

         ..   .

         .   **. .

         .   *   ..

2.76E+01....

         .   .   *.

3.68E+01....

         .   .   **.

4.60E+01 ....

PRED VS. WRES

1.00E+001   .90E+013   .70E+01 PRED 5.50E+017   .30E+019   .10E+01

-2.40E+00...

              *..

       .***   .

              .   2   .

              .   **   .
                            *

       ..

-5.00E-01..   .

       .   **   .

                      **

       ..

              *..

       ..

1.40E+00.   *..   ESCREVIDO.
       *

3.30E+00..   .
5.20E+00..   .
    .   *
    .*   .

7.10E+00 ....

WRES VS. IDADE

-2.30E+00-4   .20E-011   .46E+00 WRES 3.34E+005   .22E+007   .10E+00

1.30E+01 ....
              *   .*
          *   *
    .
              **
    .   .
2.58E+01.   *   *   .
3.86E+01.
              .
          .   *
    .
IDADE .
          .
    .   **   .
5.14E+01.
              .

6.42E+01.

7.70E+01 ....
início
fim
exe nmtcl
utilizador 0:1.36
real 0:1.36
sys 0:0
início
fim
exe nonmem
utilizador 0:0.82
real 0:0.82
sys 0:0

#Rep Objectos	Min	Cov	Signo de Avaliação	Sub Obs	CL	PPVCL PPVV
SI1 SI2	CL:se V:se		PPVCL:se	PPVV:se	SI1:se SI2:se	

138.272

MINIMIZAÇÃO ALGORITMO DE MATRIZ DE SUCESSOR COVA SINGULARMENTE SINGULAR RIANCEMATRIX INALCANÇÁVEL   UNOBTAINABLE   343   3.3   10

18   0.0102 0.0671 0.328634   0.427785   0.727324   0.721803

ID	TEMPO	DV	PRED	RES	ESCR	EVA
1.0000E+00	0.0000E+00	1.0000E+02	0.0000E+00	1.0000E+02	0.0000E+00	0.0000E+00
1.0000E+00	7.5000E-01	7.6922E+01	1.6900E+00	8.9178E+01	-8.7488E+01	-1.3315E+00
1.0000E+00	8.7500E+00	4.6834E+00	4.9700E+00	2.6281E+01	-2.1311E+01	-7.3579E-01
2.0000E+00	0.0000E+00	1.0000E+02	0.0000E+00	1.0000E+02	0.0000E+00	0.0000E+00
2.0000E+00	2.7500E+00	6.1364E+01	2.7010E+01	6.5706E+01	-3.8696E+01	-7.8862E-01
2.0000E+00	1.1100E+01	1.3930E+01	1.9680E+01	1.8356E+01	1.3240E+00	1.9357E-01
3.0000E+00	0.0000E+00	1.0000E+02	0.0000E+00	1.0000E+02	0.0000E+00	0.0000E+00
3.0000E+00	1.3000E+01	2.2032E+01	2.7100E+00	1.3733E+01	-1.1023E+01	-1.2251E+00
3.0000E+00	2.2750E+01	7.0852E+00	1.1770E+01	3.0980E+00	8.6720E+00	2.6863E+00
4.0000E+00	0.0000E+00	1.0000E+02	0.0000E+00	1.0000E+02	0.0000E+00	0.0000E+00
4.0000E+00	1.2500E+00	7.3352E+01	9.7100E+00	8.2621E+01	-7.2911E+01	-1.1901E+00
4.0000E+00	9.7500E+00	8.9167E+00	1.0730E+01	2.2559E+01	-1.1829E+01	-3.9629E-01
5.0000E+00	0.0000E+00	1.0000E+02	0.0000E+00	1.0000E+02	0.0000E+00	0.0000E+00
5.0000E+00	3.0000E+00	5.2217E+01	6.9900E+00	6.3244E+01	-5.6254E+01	-1.1545E+00
5.0000E+00	1.0250E+01	1.0861E+01	1.4400E+01	2.0900E+01	-6.5005E+00	-8.8466E-02
6.0000E+00	0.0000E+00	1.0000E+02	0.0000E+00	1.0000E+02	0.0000E+00	0.0000E+00
6.0000E+00	7.8000E+00	2.0585E+01	2.5900E+01	3.0385E+01	-4.4847E+00	-1.2845E-01
6.0000E+00	2.4000E+01	7.7242E-01	1.0600E+00	2.5596E+00	-1.4996E+00	-2.4470E-01
7.0000E+00	0.0000E+00	1.0000E+02	0.0000E+00	1.0000E+02	0.0000E+00	0.0000E+00
7.0000E+00	3.0000E+00	5.6925E+01	9.3400E+00	6.3244E+01	-5.3904E+01	-1.1095E+00
7.0000E+00	1.1000E+01	1.2670E+01	0.0000E+00	1.8639E+01	0.0000E+00	0.0000E+00
8.0000E+00	0.0000E+00	1.0000E+02	0.0000E+00	1.0000E+02	0.0000E+00	0.0000E+00
8.0000E+00	6.0000E+00	5.2453E+01	0.0000E+00	3.9998E+01	0.0000E+00	0.0000E+00
8.0000E+00	1.2000E+01	2.7513E+01	4.4800E+01	1.5999E+01	2.8801E+01	1.4651E+00
9.0000E+00	0.0000E+00	1.0000E+02	0.0000E+00	1.0000E+02	0.0000E+00	0.0000E+00
9.0000E+00	8.0000E+00	5.5645E+01	2.5940E+01	2.9471E+01	-3.5307E+00	-8.3121E-01
9.0000E+00	2.4000E+01	1.7230E+01	3.1740E+01	2.5596E+00	2.9180E+01	6.9141E+00
1.0000E+01	0.0000E+00	1.0000E+02	0.0000E+00	1.0000E+02	0.0000E+00	0.0000E+00
1.0000E+01	1.4000E+01	3.1881E+01	7.7900E+00	1.1788E+01	-3.9978E+00	-2.1608E+00
1.0000E+01	1.8000E+01	2.2997E+01	4.4910E+01	6.3992E+00	3.8511E+01	5.4424E+00

CID	TEMPO	CONC	AMT	DOSE	MDV	IDADE	ISM
1	0	0	100	100	1	23	1
1	0.75	1.69	0	100	0	23	1
1	8.75	4.97	0	100	0	23	1
2	0	0	100	100	1	15	0
2	2.75	27.01	0	100	0	15	0
2	11.1	19.68	0	100	0	15	0
3	0	0	100	100	1	75	0
3	13	2.71	0	100	0	75	0
3	22.75	11.77	0	100	0	75	0
4	0	0	100	100	1	26	0
4	1.25	9.71	0	100	0	26	0
4	9.75	10.73	0	100	0	26	0
5	0	0	100	100	1	22	0
5	3	6.99	0	100	0	22	0
5	10.25	14.4	0	100	0	22	0
6	0	0	100	100	1	64	1
6	7.8	25.9	0	100	0	64	1
6	24	1.06	0	100	0	64	1
7	0	0	100	100	1	47	1
7	3	9.34	0	100	0	47	1
7	11	0	0	100	1	47	1
8	0	0	100	100	1	40	1
8	6	0	0	100	1	40	1
8	12	44.8	0	100	0	40	1
9	0	0	100	100	1	65	1
9	8	25.94	0	100	0	65	1
9	24	31.74	0	100	0	65	1
10	0	0	100	100	1	48	1
10	14	7.79	0	100	0	48	1
10	18	44.91	0	100	0	48	1

6.2 Parâmetros farmacocinéticos (CL & Vd) obtidos após a análise

O resultado dado pelo programa que dá os valores de CL & Vd com respeito ao sexo e idade é mostrado na tabela 12.

Tabela 12: Valores CL & Vd

ID	CL	V	SEXO	IDADE
1	13.087	37.406	1	23
1	13.087	37.406	1	23
1	13.087	37.406	1	23
2	9.5794	53.942	0	15
2	9.5794	53.942	0	15
2	9.5794	53.942	0	15
3	7.8859	67.771	0	75
3	7.8859	67.771	0	75
3	7.8859	67.771	0	75
4	11.169	45.049	0	26
4	11.169	45.049	0	26
4	11.169	45.049	0	26
5	10.496	48.458	0	22
5	10.496	48.458	0	22
5	10.496	48.458	0	22
6	10.179	50.232	1	64
6	10.179	50.232	1	64
6	10.179	50.232	1	64
7	9.8307	52.327	1	47
7	9.8307	52.327	1	47
7	9.8307	52.327	1	47
8	7.6053	70.715	1	40
8	7.6053	70.715	1	40
8	7.6053	70.715	1	40
9	6.3743	86.992	1	65
9	6.3743	86.992	1	65
9	6.3743	86.992	1	65
10	6.7001	82.051	1	48
10	6.7001	82.051	1	48
10	6.7001	82.051	1	48

DISCUSSÃO

A epilepsia é uma das disfunções mais comuns do sistema nervoso com uma prevalência de cerca de 1 lakh por ano nos países em desenvolvimento.

A fenitoína é um dos membros mais importantes dos medicamentos antiepilépticos que é amplamente utilizado para tratar várias formas de convulsões parciais e generalizadas.

A fenitoína tem uma farmacocinética imprevisível (farmacocinética não linear), um índice terapêutico estreito, numerosas interacções medicamentosas e potencial para causar uma grande variedade de efeitos adversos que justificam a necessidade de monitorização. A fenitoína é também relatada para exibir variações interindividuais.

Os níveis de soro são agora bem aceites e um instrumento valioso para a monitorização de medicamentos terapêuticos.

A fonte da variabilidade na disposição e efeitos dos medicamentos pode ser estudada com a ajuda dos princípios farmacocinéticos da população, o que confere relações entre fisiologia (tanto normal como alterada pela doença) e farmacocinética, variabilidade inter-individual nestas relações, e a sua variabilidade residual intra-individual. Os objectivos da farmacocinética populacional são fornecer estimativas dos parâmetros farmacocinéticos (CL, Vd), bem como estimativas da variabilidade.

Assim, o presente projecto foi retomado com os objectivos de monitorizar as concentrações séricas de fenitoína em doentes epilépticos e realizar uma modelização farmacocinética preliminar da população.

Para começar, a autorização do Comité de Ética foi retirada do Conselho de Revisão Institucional do Hospital St.Martha's. Foi preparado um formulário de consentimento informado e obtido o consentimento dos pacientes antes de os inscrever no estudo.

No início, foi padronizado um método HPLC para estimar a concentração de fenitoína em amostras de soro na gama de 10-100 ng/ml.

Foram incluídos no estudo doentes internos de ambas as enfermarias de medicina e pediatria que foram colocados em fenitoína. Pacientes externos, mães grávidas e lactantes foram excluídos do estudo.

O estudo foi realizado durante um período de 8 meses, ou seja, de Julho de 2007 a Fevereiro de 2008.

Durante 8 meses, foram incluídos no estudo 20 pacientes que preenchiam os critérios de inclusão. Dos 20, 11 eram homens (55 %) e 9 eram mulheres (45 %), 2 pacientes eram pediátricos (0 - 14 anos),
14 adultos (15 - 60 anos) e 4 eram geriátricos (acima dos 60 anos). No grupo de estudo, 16 pacientes receberam medicamentos antiepilépticos pela primeira vez, enquanto 4 pacientes eram um caso conhecido de epilepsia. Entre estes 4, um paciente adulto não cumpria a terapia e tinha convulsões descontroladas. 35 % dos pacientes (N.º=7) tinham doenças co-mórbidas, sendo a diabetes, hipertensão e problemas respiratórios os três primeiros.

10 pacientes receberam fenitoína oral enquanto que 10 receberam infusão intravenosa. A dose oral era de 300 mg por dia em doses divididas. Em caso de infusão IV, foi administrada uma dose de carga de 18-20 mg/kg, seguida de 100 mg de DO, BID e TID. A dose de carga foi administrada em 13 pacientes e não em 7 pacientes. A dose de carga IV de 1000mg/100 ml foi administrada em 12 pacientes e a dose de carga oral de 600mg foi administrada em 1 paciente. A dose de carregamento não foi administrada em doentes alcoólicos e para doentes que foram colocados em fenitoína para convulsões devido a outras condições tais como envenenamento por fósforo orgânico, convulsões febris, etc. No caso da pediatria, a dose intravenosa foi
15 - 20 mg /Kg e a dose de manutenção oral (xarope) foi de 5 mg/kg.

Quando a monitorização é realizada, as gamas terapêuticas que foram estabelecidas para os medicamentos da classe antiepiléptica devem ser utilizadas apenas como guias. Vários artigos indicam que uma utilização rigorosa dos cortes da gama terapêutica para classificar os pacientes como sub-terapêuticos ou tóxicos resultará num número considerável de classificações erradas. Uma concentração terapêutica é aquela que impede as convulsões ou diminui a frequência das convulsões com efeitos secundários aceitáveis num paciente individual. [47]

A gama terapêutica da fenitoína de acordo com a literatura é reportada como sendo de 10-20 mcg/ml.
As amostras de sangue foram retiradas dos doentes depois de estes terem atingido o estado estável.
O soro foi separado do sangue e analisado para concentração livre de fenitoína utilizando HPLC.

Embora a monitorização seja geralmente feita em espécimes através de espécimes após ter sido alcançado o estado estável. Neste estudo, temos monitorizado tanto as concentrações de pico como as de cocho. [48]

Terapia oral

As concentrações de pico variaram de 6,99 a 42,4 mcg/ml, as concentrações de canal variaram de 1,06 a 31,75 mcg/ml e as concentrações noutros pontos de tempo variaram de 1,69 a 44,91 mcg/ml.

De 10 pacientes, 2 pacientes tinham altas concentrações de pico e de canal e 1 paciente tinha baixas concentrações de pico e de canal.1 paciente tinha altas concentrações de pico, 4 pacientes tinham baixas concentrações de pico e 1 paciente tinha baixas concentrações de canal. No entanto, 4 pacientes tinham concentrações de canal dentro da gama e 2 pacientes tinham concentrações de pico dentro da gama.

IV infusão

No caso de pacientes que receberam infusão IV, o pico de concentração variou de 5,11 a 80,59 mcg/ml e as concentrações da calha variaram de 2,57 a 92,10 mcg/ml.

De 10 pacientes, 6 pacientes tinham concentrações máximas e mínimas elevadas e 2 pacientes tinham concentrações máximas e mínimas.6 pacientes tinham concentrações máximas elevadas, 2 pacientes tinham concentrações máximas baixas e 2 pacientes tinham diminuído as concentrações máximas.

No entanto, 1 paciente tinha níveis de calhas dentro da gama e 2 pacientes tinham níveis de pico dentro da gama.

No total, 4 pacientes tinham níveis de calhas dentro do intervalo teórico e o repouso tinha valores variáveis.

De 20 pacientes, 6 pacientes tinham valores SGOT acima da gama e 5 pacientes tinham valores SGPT acima da gama. No caso de pacientes em que houve uma elevação de SGOT até 61 U/L, as concentrações séricas encontravam-se dentro da gama. Contudo, num caso de encefalopatia em que o valor SGOT era de 64 U/L, a concentração sérica de fenitoína foi elevada para 80,59 mcg/ml às 7 horas após a infusão IV, o que poderia ser devido a uma insuficiência hepática crónica.

Num estudo da farmacocinética da fenitoína em crianças africanas, foi relatado que as concentrações de soro variavam entre 10 mcg/ml e 50 mcg/ml com um Cmax de 50 mcg/ml com 18 mg/kg de administração. [49]

Isto fundamenta o facto de haver muitas variações nas concentrações séricas de fenitoína em diferentes grupos de pessoas e de se estabelecerem.

Parece que a gama terapêutica definida como 10-20 mcg/ml na literatura pode não ser aplicável em doentes do Sul da Índia devido a vários factores e variações no metabolismo.

Neste estudo, como as convulsões foram controladas em todos os pacientes, os níveis séricos não reflectiam verdadeiramente a eficácia terapêutica. Os níveis de soro podem ser relevantes nos doentes que têm convulsões não controladas.

Os pacientes foram monitorizados quanto a reacções adversas e não houve toxicidade importante, excepto tromboflebite e nistagmo em poucos pacientes.

Foi tentada uma modelação farmacocinética preliminar da população, tomando os dados orais de dez pacientes usando NONMEM. Como o tamanho da amostra é muito pequeno, não fomos capazes de obter um modelo robusto. Obtiveram-se dados de limpeza e volume de distribuição em diferentes pacientes, utilizando este modelo. Houve uma ligeira diminuição do valor de depuração em poucos pacientes com aumento da idade, mas não é muito significativa pode ser porque a maioria dos pacientes se encontravam no grupo dos adultos. Verificou-se uma diminuição no volume de distribuição com aumento da idade.

Embora tenhamos tentado ver o efeito de muitas variáveis sobre os parâmetros farmacocinéticos (CL,Vd) através da modelagem com a ajuda da NONMEM, não fomos capazes de relacionar muito pode ser devido ao pequeno tamanho da amostra.

Esta é apenas uma tentativa preliminar de modelação farmacocinética da população com o conjunto limitado de pontos de dados que não é uma verdadeira representação da população.

CONCLUSÃO

1. Existe uma grande variação nas concentrações de soro nos pacientes que formaram a nossa amostra de estudo.
2. O controlo das convulsões foi observado em todos os pacientes e não foi observada toxicidade importante nos pacientes.
3. Não parecia haver qualquer correlação entre os níveis séricos e a eficácia terapêutica nestes pacientes.
4. Esta elevada variação nos níveis de soro pode ser atribuída a variações interindividuais.
5. Foi realizada uma modelização farmacocinética preliminar da população para ver o efeito das variáveis como idade, peso, disfunção hepática nos parâmetros farmacocinéticos, nomeadamente CL e Vd, mas devido ao pequeno tamanho não conseguimos obter um modelo robusto que desse uma correlação definitiva.
6. No entanto, é possível identificar factores que são determinantes importantes das variações entre sujeitos com dados de uma amostra maior de cerca de cem ou mais.

Assim, pode concluir-se que este estudo tem sido útil para documentar a variabilidade da farmacocinética da fenitoína em grande medida e é um estudo de base a partir do qual um estudo maior com um grande número de pacientes pode ser planeado no futuro.

SÍNTESE

A epilepsia é uma das disfunções mais comuns do sistema nervoso que afecta um grande número da população. Os pacientes com epilepsia não estão frequentemente em conformidade com a sua medicação por uma variedade de razões. Na prática actual, as doses padrão de fármacos são dadas sem considerar a idade, peso ou fase de progressão da doença, disfunção hepática ou renal associada e exposição prévia ao(s) fármaco(s), que são os factores que podem levar ao insucesso terapêutico.

Os níveis geralmente inadequados de medicamentos são uma causa principal de fracasso do tratamento e a monitorização destes níveis seria uma abordagem lógica para melhorar a taxa de sucesso da terapia.

A fenitoína é um membro importante da classe antiepiléptica de fármacos. Mostra um comportamento farmacocinético imprevisível, muitos efeitos secundários, interacções medicamentosas e variações interindividuais.

A farmacocinética populacional identifica factores que são determinantes importantes da variabilidade entre sujeitos, tais como a demografia (idade, sexo, etc.), factores genéticos e fisiopatológicos, tais como a insuficiência renal e hepática.

Os objectivos da modelização farmacocinética populacional são fornecer estimativas de parâmetros farmacocinéticos (CL, Vd) em relação a estas variáveis.
Assim, o estudo foi retomado com o objectivo de monitorizar as concentrações séricas, bem como de realizar uma modelação farmacocinética preliminar da fenitoína.

No início, a autorização do Comité de Ética foi retirada do Conselho de Revisão Institucional do Hospital St. Martha's. Foi preparado um formulário de consentimento informado e foi obtido o consentimento dos pacientes antes de os inscrever no estudo.

O método HPLC foi padronizado para estimar a concentração de fenitoína em amostras de soro.

Os pacientes foram inscritos no estudo de acordo com critérios de inclusão e exclusão.

Os critérios de inclusão incluíam os pacientes de ambas as enfermarias de medicina e pediatria que foram colocados em fenitoína. Os critérios de exclusão incluíam pacientes ambulatórios, mães grávidas e lactantes.

No período de estudo de 8 meses, 20 pacientes foram inscritos. Dos 20, 11 eram homens (55 %) e 9 eram mulheres (45 %), 2 pacientes eram pediátricos (0 - 14 anos), 14 adultos (15 - 60 anos) e 4 eram geriátricos (acima dos 60 anos). No grupo de estudo, 16 pacientes receberam medicamentos antiepilépticos pela primeira vez, enquanto 4 pacientes eram um caso conhecido de epilepsia. Entre estes 4, um paciente adulto não cumpria a terapia e tinha convulsões descontroladas. 35% dos pacientes (No=7) tinham doenças co-mórbidas, tais como diabetes, hipertensão e angústia respiratória, sendo os três primeiros.

10 pacientes receberam fenitoína oral enquanto que 10 receberam infusão intravenosa. A dose oral foi de 300 mg/dia em doses divididas. Em caso de infusão IV, foi administrada uma dose de carga de 18-20 mg/kg, seguida de 100 mg de DO, BID e TID. A dose de carga foi administrada em 13 pacientes e não em 7 pacientes. A dose de carga IV de 1000mg/100 ml foi administrada em 12 pacientes e a dose de carga oral de 600mg foi administrada em 1 paciente. A dose de carregamento não foi administrada em doentes alcoólicos e para doentes que foram colocados em fenitoína para convulsões devido a outras condições tais como intoxicação por organofosforados, convulsões febris, etc. No caso da pediatria, a dose IV foi de 15 - 20 mg /Kg e a dose de manutenção oral (xarope) foi de 5 mg/kg.

As amostras de sangue foram retiradas dos doentes após atingirem um estado estável em diferentes pontos de tempo. O soro foi separado do sangue e analisado para concentração de fenitoína utilizando HPLC.

Terapia oral
Os valores de pico variaram de 6,99 a 42,4 mcg/ml, as concentrações de cocho variaram de 1,06 a 31,75 mcg/ml e as concentrações noutros pontos de tempo variaram de 1,69 a 44,91 mcg/ml.

De 10 pacientes, 2 pacientes tinham altas concentrações de pico e de canal e 1 paciente tinha baixas concentrações de pico e de canal.1 paciente tinha altas concentrações de pico, 4 pacientes tinham baixas concentrações de pico e 1 paciente tinha baixas concentrações de canal. No entanto, 4 pacientes tinham concentração na calha dentro da gama e 2 pacientes tinham concentração máxima dentro da gama.

IV infusão
No caso de pacientes que receberam infusão IV, o pico de concentração variou de 5,11 a 80,59 mcg/ml e as concentrações da calha variaram de 2,57 a 92,10 mcg/ml.

De 10 pacientes, 6 pacientes tinham concentrações máximas e mínimas elevadas e 2 pacientes tinham concentrações máximas e mínimas.6 pacientes tinham concentrações máximas elevadas, 2 pacientes tinham concentrações máximas baixas e 2 pacientes tinham concentrações máximas baixas.

No entanto, 1 paciente tinha níveis de calhas dentro da gama e 2 pacientes tinham picos de concentração dentro da gama.

No total, 4 pacientes tinham níveis de calhas dentro do intervalo teórico e o repouso tinha valores variáveis.

Observou-se que havia uma grande variação na concentração sérica de fenitoína em diferentes pacientes.

No entanto, as convulsões foram bem controladas em todos os pacientes, indicando que os níveis séricos não estavam necessariamente correlacionados com a eficácia terapêutica nestes pacientes.

Não foram observadas toxicidades importantes nos pacientes excepto tromboflebite e nistagmo em poucos pacientes.

A modelização farmacocinética preliminar da população foi realizada tomando os dados orais de dez pacientes utilizando o NONMEM. Obtiveram-se dados de desobstrução e volume de distribuição em diferentes pacientes, utilizando este modelo. Houve uma ligeira diminuição no valor de depuração em poucos pacientes com aumento da idade, mas não é muito significativa pode ser porque a maioria dos pacientes se encontrava no grupo dos adultos. Verificou-se uma diminuição no volume de distribuição com aumento da idade.

Contudo, devido ao pequeno tamanho da amostra, não conseguimos obter um modelo robusto que desse uma correlação definida entre as variáveis e os parâmetros farmacocinéticos.

A variação individual marcada Inter observada nas concentrações séricas de fenitoína reforça o conceito de individualização da fenitoína.

/ REFERÊNCIAS

1. http://www.ninds.nih.gov/disorders/epilepsy/epilepsy.htm
2. http://www.epilepsy.com/101/ep101_epilepsy
3. Macdonald Bk, Cockerell Oc, Sander Jw, Shorvon Sd. A incidência e prevalência de doenças neurológicas ao longo da vida num estudo prospectivo baseado na comunidade no Reino Unido. Cérebro 2000; 123(4):665-676.
4. Goodridge Dm, Shorvon Sd. Ataques epilépticos numa população de 6000 habitantes. I: Demografia, diagnóstico e classificação, e papel dos serviços hospitalares. Br Med J (Clin Res Ed) 1983; 287(6393):641-644.
5. Hauser Wa, Kurland Lt. The epidemiology of epilepsy in Rochester, Minnesota, 1935 a 1967. Epilepsia 1975; 16(1):1-66.
6. Sander Jw, Shorvon Sd. Epidemiologia da epilepsia. J Neurol Neurosurg Psychiatry 1996; 61(5):433-443.
7. Sander Jw. A epidemiologia da epilepsia revisitada. Curr Opinião Neurol 2003; 16(2):165-170.
8. Heaney Dc, Macdonald Bk, Everitt A et al. Socioeconomic variation in incidence of epilepsy: prospective community based study in south east England Br Med J 2002; 325(7371):1013-1016.
9. Patil KM, Bodhankar SL. Determinação simultânea de lamotrigina, fenobarbitona, carbamazepina e fenitoína em soro humano por cromatografia líquida de alta performance. J Pharm Biomed Anal 2005 Set 1; 39(1-2):181-186.
10. Zaccara C, Messori A. Desempenho preditivo de métodos farmacocinéticos para a dosagem de fenitoína; uma avaliação multicêntrica em 282 doentes com epilepsia. Res 1989 de epilepsia; 3:253261.
11. Chua HC, Venkatasubramanian N, Tija H, Chan SP. Eliminação da fenitoína em overdose tóxica. Clin Neuro 2000; 102:6-8.
12. Dutkiewicz G, Wojcicki J. Farmacocinética da fenitoína em hiperlipidemia. Ciências Farmacêuticas 1996; 4:33-37.
13. Tuchman AJ, Zisfein J. A dose única de carregamento oral de fenitoína é superior ao carregamento de dose dividida. Epilepsia 1996; 9:75-78.
14. Jeffery SB. Farmacocinética Populacional. Ronald D Schoenwald, edsFarmacocinética na descoberta e desenvolvimento de fármacos. CRC press 2002.Washington DC.
15. Ene I E, Williams PJ. Farmacocinética da população II: Métodos de estimativa. Ann pharmacother 2004; 38:1907-1915.

16. Stecker MM. Epilepsia numa população idosa rural. Epilepsia 2007 Set; 9(3):256- 270.

17. Tomson T, Dahl ML, Kimland E. Monitorização terapêutica de medicamentos antiepilépticos para a epilepsia. Cochrane Database Syst Rev 2007 Jan 24; (1):CD002216.

18. Dasgupta A. Utilidade da monitorização de concentrações livres (não vinculadas) de fármacos terapêuticos na gestão de doentes . Clinica Chimica Acta 2007; 377(1-2):1-13.

19. Leon Aarons, Ikhlas Ali Ahmed- e Dirk DeleuE. Estimativa dos Parâmetros Farmacocinéticos Populacionais de Fenitoína Livre em Pacientes Epilepticos Adultos. Archives of Medical Research 2005; 36(1):49-53.

20. Ameijeiras Hermida J, Furelos Montero C, Valcarce Tutor JC. Significado clínico da correcção do nível sérico de fenitoína de acordo com a albuminemia em doentes hospitalizados e ambulatórios. Rev Neurol 2003 Nov 16-30; 37(10): 909-912.

21. Warner A, Privitera M, Bates D,. Standards of laboratory practice" antiepileptic drug monitoring. Clinical chemistry 1998; (44):1085-1095.

22. Schoenenberger RA, Tanasijevic MJ, Jha A, Bates DW. Adequação da monitorização do nível de drogas antiepilépticas. JAMA 1995 Nov 22-29; 274(20):1622-1626.

23. Andresen Alf T, Rasmussen Knut E. Determinação automatizada da fenitoína livre em humanos

plasma com diálise de equilíbrio em linha e cromatografia líquida de alto rendimento com comutação de colunas. Jornal de Cromatografia: Biomedical Applications 1993; 621(2):189-198.

24. Karande SC, Joshi MV, Kshirsagar NA, Shah PU. "An analysis of epileptic patients nonresponsive to drugs". "An analysis of epileptic patients nonresponsive to drugs".J Assoc Physicians India 1992 Jul; 40(7):445-447.

25. Dela Cruz FG. Kanter MZ. Fischer ,IH. Leikin .IB. Eficácia de doses individualizadas de carga de fenitoína de sódio administradas por infusão intravenosa. Clin Pharm 1988 Mar; 7(3):219-224.

26. Beck DE, farringer JA, Ravis WR, Robinson CA. Precisão de três métodos para prever concentrações de fenitoína livre. Clin Pharm 1987 Nov; 6(11):888-894.

27. Closson Richard G. Interacção entre o ácido valpróico e a fenitoína. West J Med 1983 Jan; 138(1):108.

28. Funatogawa T, Funatogawa I. O método de correcção do viés bayesiano da aproximação de primeira ordem de modelos de efeitos mistos não lineares para a farmacocinética populacional. J Biopharm Stat 2007; 17(3):381-392.

29. Ogungbenro K, Aarons L, Graham G. Cálculos de tamanho de amostra baseados em equações de estimativa generalizada para experiências farmacocinéticas da população. J Biopharm Stat

2006; 16(2):135-150.

30. Kang D, Schwartz JB, Verotta D. Um método de cálculo do tamanho da amostra para modelos de efeitos mistos não lineares com aplicações a modelos farmacocinéticos. Stat Med 2004 Ago 30; 23(16):2551-2566.

31. Lars Lindbom, Jakob Ribbing, Niclas Jonsson E. Perl-speaks-NONMEM (PsN) um módulo perl para programação relacionada com NONMEM. Computer Methods and programs in biomedicine 2003 Nov; 75:85-94.

Disponível a partir do URL:www.intl.elsevierhealth.com/journals /cmpb.

32. Wane J. Uane WO, WnJJ. Farmacocinética populacional da fenitoína em doentes pediátricos. zhejiane Da Xue Xue Bao Yi Xue Ban 2003 Fev; 32(l):46-50.

33. Wakefield J, Rahman N. A combinação de estudos farmacocinéticos populacionais. Biometria 2000 Mar; 56(1):263-270.

34. Orientação para a farmacocinética da população industrial [online]. 1999 Fev. Disponível a partir de: URL:http://www.fda.gov/cder/guidance/index.html

35. Racine-Poon A, Wakefield J. Métodos estatísticos para a modelação farmacocinética populacional. Stat Methods Med Res 1998 Mar; 7(1):63-84.

36. Sun H, Ette EI, Ludden TM. Sobre o registo dos tempos de amostragem e estimativa de parâmetros a partir de dados farmacocinéticos de medidas repetidas. J Pharmacokinet Biopharm. 1996 Dez; 24(6):637-650.

37. Girard P, Sheiner LB, Kastrissios H, Blaschke TF. Precisamos de dados de conformidade completos para a análise farmacocinética da população? J Pharmacokinet Biopharm 1996 Jun; 24(3):265-282.

38. Kaniwa N, Aoyagi N, Ogata H, Ishii M. Aplicação do método NONMEM à avaliação da biodisponibilidade dos produtos farmacêuticos. J Pharm Sci 1990 Dez; 79(12): 1116-1120.

39. Kishore P, Rajnarayana K, Reddy MS, Sagar JV, Krishna DR. Método cromatográfico líquido validado de alta performance para determinação simultânea de fenitoína, fenobarbital e carbamazepina em soro humano. Arzneimittelforschung 2003; 53(11):763-768.

40. Langas FM, Sozza MA, Queiroz ME. Análise simultânea da lamotrigina plasmática com carbamazepina, carbamazepina 10,11 epoxídica, primidona, fenitoína, fenobarbital, e PEMA por cromatografia capilar micelar electrocinética (MECC). J Anal Toxicol 2003 Jul-Aug; 27(5):304-308.

41. Reed C. Williams e Joanne L. Viola. Aplicação de um extractor/concentrador automático à análise de medicamentos anticonvulsivos no soro sanguíneo por cromatografia líquida de alto desempenho. doi:10.1016/S0021-9673(00)85626-5

42. Gurley BJ, Marx M, Olsen K. Determinação da fracção livre de fenitoína: comparação de um

método cromatográfico líquido de alto desempenho melhorado por injecção directa de soro com o método de ultrafiltração acoplado ao imunoensaio de polarização por fluorescência. J Chromatogr B Biomed Appl 1995 Ago 18; 670(2):358-364.

43. Kouno Y, Ishikura C, Homma M, Oka K. Método cromatográfico líquido simples e preciso de alto desempenho para a medição de três antiepilépticos na monitorização de medicamentos terapêuticos. J Chromatogr 1993 Dez 8; 622(1):47-52.

44. Rainbow SJ, Dawson CM, Tickner TR. Método cromatográfico líquido de alta performance por injecção directa de soro para a determinação simultânea de fenobarbital, carbamazepina e fenitoína. J Chromatogr 1990 18 de Maio; 527(2):389-396.

45. Kabra PM, Nelson MA, Marton LJ. Análise simultânea muito rápida de etosuximida, primidona, fenobarbital, fenitoína, e carbamazepina em soro. Clin Chem 1983 Mar; 29(3):473-476.

46. KabraPM, Stafford BE, Marton LJ. Medição simultânea de fenobarbital, fenitoína, primidona, etosuximida, e carbamazepina no soro por cromatografia líquida de alta pressão. Clin Chem 1977 Jul; 23(7):1284-1288.

47. Gross A S. Melhores práticas na monitorização de medicamentos terapêuticos. Br J Clin Pharmacol 1998; 46:9599.

48. Warner A, Privitera M, Bates D. Standards of laboratory practice" monitorização de medicamentos antiepilépticos. Clinical chemistry 1998; (44):1085-1095.

49. Ogutu BR, Newton CR, Muchohi SN,   Otieno GO, Kokwaro GO. Phenytoin farmacocinética e efeitos clínicos em crianças africanas após a co-administração de fosfenitoína e cloranfenicol. Clin Pharmacol 2002; (54):635-642.

ANEXO-I
FORMULÁRIO DE CONSENTIMENTO INFORMADO

Nome do Paciente: Data:

Idade: Data de Admissão:

Sexo: Hospital IP No.

Dou o meu consentimento para participar no **"Population Pharmacokinetics of Phenytoin in Epieptic Patients"**, realizado nos departamentos de medicina e pediatria do Hospital St. Martha's, Bangalore". Concordo em contribuir com 3 amostras de sangue para o estudo

Fui claramente explicado sobre os objectivos do estudo. Tenho conhecimento do meu direito de me retirar do estudo em qualquer altura.

Assinatura do Paciente / Parente:

Assinatura do Farmacêutico Clínico:

ANEXO -
FORMULÁRIO DE RELATÓRIO IICASE

Farmacocinética Populacional da Fenitoína em Pacientes Epilépticos

Ponto não: Data:

Pt nome: IP/Hos no:

Idade (Yrs):   Género:

DOA: Dept   :

Endereço: ____

____ N.º de doutoramento______

História clínica:

Apresentação de Reclamações:

      1. _________________________________

      2. _________________________________

      3. _________________________________

Diagnóstico clínico: ____

Dados de Laboratório:

Testes de função hepática realizados: Sim / Não

Se sim,   SGOT:

                                 SGPT: _____________________

Dosagem de drogas:

Dose : Duração desde:

Última dose & tempo:_________________

80

Medicação concomitante: **Datas**

Sl.no	Agente	Dose	Frequência	Rota																
1																				
2																				
3																				
4																				
5																				
6																				
7																				
8																				
9																				
10																				
11																				
12																				
13																				
14																				
15																				

Rota da Fenitoína de Administração: Oral   ⫿

                                              IVi-i

Epilepsia diagnosticada: Primeira vez   ⫿

                                              História passada _____II

Se história passada, duração da doença:

ADR's (Se forem vistos):

Informação sobre amostras de sangue: Quantidade de amostra de sangue colhida:

Hora da colheita de sangue: I amostra   II amostra

(Assinatura do investigador)

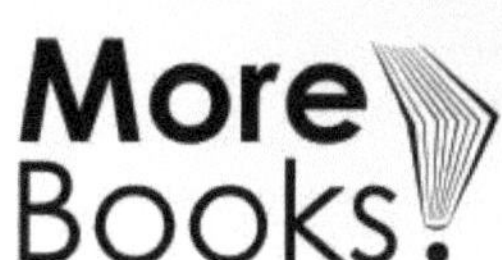

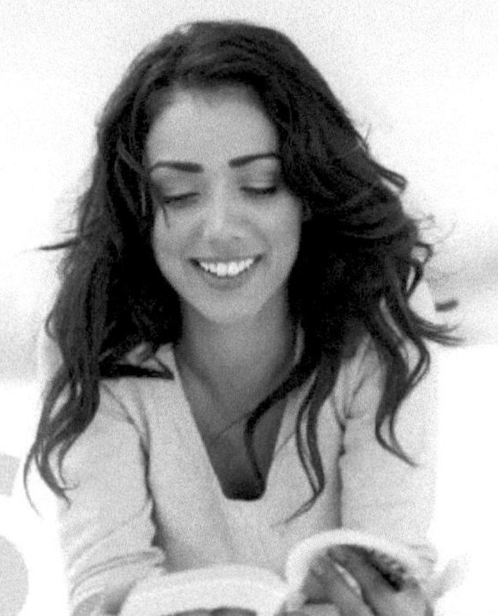

yes
I want morebooks!

Buy your books fast and straightforward online - at one of world's fastest growing online book stores! Environmentally sound due to Print-on-Demand technologies.

Buy your books online at
www.morebooks.shop

Compre os seus livros mais rápido e diretamente na internet, em uma das livrarias on-line com o maior crescimento no mundo! Produção que protege o meio ambiente através das tecnologias de impressão sob demanda.

Compre os seus livros on-line em
www.morebooks.shop

info@omniscriptum.com
www.omniscriptum.com

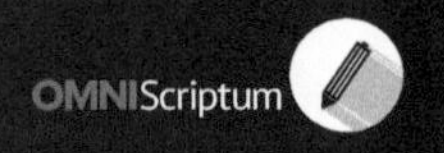

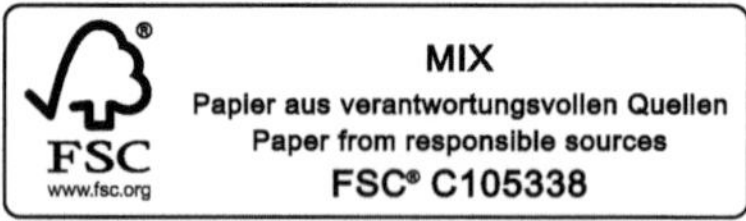

Printed by Books on Demand GmbH, Norderstedt / Germany